AF473604

DES

SUEURS MORBIDES

DU MÊME AUTEUR

—

Sur une tumeur osseuse généralisée, à laquelle conviendrait le nom de tumeur à ostéoblastes.

Thèse de doctorat. Paris 1878.

DES

SUEURS MORBIDES

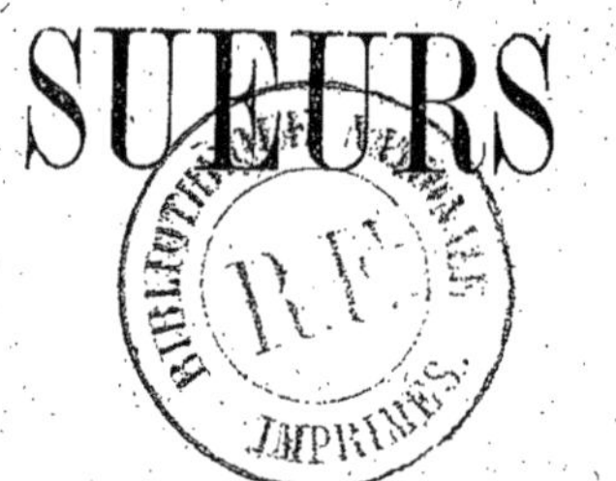

PAR

L. BOUVERET

Ancien interne des hôpitaux de Paris
Lauréat des hôpitaux et de la Faculté de Médecine
Médecin des hôpitaux de Lyon.

PARIS

LIBRAIRIE J.-B. BAILLIÈRE & FILS,

RUE HAUTEFEUILLE, 19, PRÈS DU BOULEVARD SAINT-GERMAIN

1880

A MON PÈRE

LE

Dr E. BOUVERET

DIVISION DU SUJET

La suèur peut devenir morbide dans beaucoup de conditions diverses, et souvent la limite est difficile à préciser entre l'état normal et l'état pathologique. Lorsque l'hypersécrétion sudorale existe seule, indépendante de toute maladie, on peut dire qu'elle devient morbide lorsqu'elle est durable, de quelque abondance et qu'elle se montre en dehors des causes qui la provoquent habituellement à l'état normal, l'exercice musculaire, la chaleur, l'ingestion des boissons chaudes, etc... Dans les maladies aiguës ou chroniques, l'hypersécrétion sudorale est souvent un trouble fonctionnel de peu d'importance, mais souvent aussi il mérite de fixer l'attention par sa persistance ou son intensité; c'est aussi une sueur morbide.

Sans adopter une base de classification bien rigoureuse, nous avons divisé ce travail en cinq chapitres.

Le premier est consacré à quelques considérations sur l'anatomie et la physiologie de l'appareil sudoripare; ces considérations sont nécessairement très-sommaires. Nous avons cherché seulement à présenter une analyse succincte des nombreux travaux récemment publiés sur cette question et dont la plupart intéressent la physiologie pathologique des sueurs morbides. Ainsi, il était indiqué d'insister particulièrement sur l'épithélium des glandes sudoripares, les terminaisons des nerfs dans ces glandes, et l'influence du système nerveux sur la sécrétion sudorale. A cette dernière question peut-être aurions-nous dû donner plus de développements; mais c'était là un travail de critique et d'expérimentation pour lequel nous manquaient le temps et l'autorité nécessaires.

Dans le deuxième chapitre, nous étudions les troubles de la sécrétion sudorale dans les maladies du système nerveux. Ce rapprochement paraîtra naturel; les expériences physiologiques viennent de démontrer l'influence prépondérante des nerfs sur la sécrétion de la sueur; or, les maladies des nerfs et des centres nerveux sont des expériences d'un autre genre, qui quelquefois ne sont pas moins démonstratives. En effet, dans beaucoup de ces maladies, il y a des troubles de la sécrétion sudorale. Nous avons étudié ces troubles fonctionnels dans les affections des nerfs cérébro-spinaux, du sympathique, de la moelle et des centres encéphaliques. Après cet exposé des données fournies par l'observation clinique, une comparaison sommaire des faits pathologiques et des faits physiologiques, termine ce deuxième chapitre.

Les hypersécrétions sudorales, locales ou générales, qu ne se rattachent à aucun état morbide antérieur et qu'on peut appeler protophatiques, puis la chromidrose ou sueur colorée, et l'hématidrose ou sueur de sang, forment le troisième chapitre. Dans toutes ces affections, l'influence pathogénique du système nerveux n'est pas contestable, bien qu'elle ne soit pas très-bien connue; nous avons tenté un essai de physiologie pathologique, fondé sur les faits récemment acquis à l'innervation des glandes sudoripares.

Le chapitre quatrième comprend l'étude des sueurs dans les maladies aiguës. Ici les faits positifs sont peu nombreux. Les anciens, il est vrai, ont souvent et beaucoup parlé des sueurs dans les maladies, mais leur observation n'allait guère au delà des altérations quantitatives de la sueur; et même aujourd'hui, les troubles de la sécrétion sudorale dans les maladies aiguës n'ont pas souvent fixé l'attention des observateurs. Ainsi, la composition chimique de beaucoup de sueurs morbides est très-peu connue. Dans ce chapitre, nous étudions l'influence sur la sueur de beaucoup d'états pathologiques et particulièrement des fièvres.

Les formes sudorales des fièvres sont très-nombreuses; il était nécessaire d'y introduire quelques divisions. Assurément ces divisions, fondées seulement sur les caractères que peut présenter la sueur, n'ont d'autre valeur que de faciliter cette étude des fièvres sudorales. Vient ensuite la description du syndrome sudoral; question sur laquelle M. le professeur Renaut a bien voulu nous faire une importante communication. La diaphorèse abondante et soutenue imprime en effet une physionomie commune à beauconp de maladies fébriles; elle modifie le pouls, l'urine, la température; on est donc bien autorisé à donner à l'ensemble de ces modifications le nom de syndrome. Après quelques considérations sur la valeur pronostique des sueurs, surtout tirées des anciens, ce chapitre se termine par le traitement des sueurs morbides. Ce traitement présente aujourd'hui un nouvel intérêt: depuis quelques années on a beaucoup étudié l'action antisudorifique de plusieurs médicaments, en particulier dn sulfate d'atropine; et d'autre part, beaucoup d'observations publiées soit à l'étranger, soit en France, démontrent que dans plusieurs maladies fébriles, le rhumatisme par exemple, il peut y avoir avantage à supprimer les sueurs abondantes.

Dans le dernier chapitre sont étudiées les sueurs dans quelques maladies chroniques, dans les intoxications et les affections cutanées. Nous avons insisté particulièrement sur les sueurs de la phthisie et le traitement qui leur convient, sujet sur lequel beaucoup de travaux ont été récemment publiés.

Qu'il nous soit permis de remercier nos maîtres et nos amis qui ont bien voulu nous donner leurs conseils et nous aider à réunir les matériaux de ce travail.

DES SUEURS MORBIDES

CHAPITRE PREMIER

CONSIDÉRATIONS SUR L'ANATOMIE ET LA PHYSIOLOGIE DE L'APPAREIL SUDORIPARE.

§ 1er. — Anatomie.

Depuis quelques années, l'anatomie de l'appareil sudoripare s'est enrichie de faits nouveaux d'un grand intérêt au point de vue de la physiologie pathologique de beaucoup de sueurs morbides. Nous devons ces découvertes aux travaux de Heynold, Horschelmann, Hesse, Satler, et aux recherches plus récentes des professeurs Renaut (1), Ranvier (2), Coyne (3) et de M. Herrman (4), préparateur du professeur Robin.

La glande sudoripare est un tube simple ou composé, ouvert, par une extrémité à la surface de la peau et, par l'autre, enroulé en peloton ou glomérule. L'extrémité supérieure, à partir du point où elle quitte le derme et pénètre l'épiderme, est dépourvue de paroi propre; ce n'est plus qu'un canal excréteur, une sorte de trajet spiroïde creusé dans les couches

(1) *Annales de Dermatologie* de M. Doyon, 1879.

(2) Académie des Sciences 1879.

(3) Acad. des Sc. 1878.

(4) Soc. Biologie, 1879.

épidermiques. L'extrémité profonde, glomérulaire, est la partie vraiment glandulaire; elle sécrète la sueur. Ce glomérule est logé dans les aréoles de la couche profonde du derme, au milieu de vésicules adipeuses, enveloppé d'un double réseau vasculaire et nerveux.

La structure du tube sudoripare est plus complexe qu'on ne le croyait il y a moins de dix ans. Une coupe perpendiculaire à l'axe donne une bonne idée de la disposition réciproque des divers éléments. La couche la plus interne est un revêtement épithélial; les cellules de ce revêtement reposent sur une paroi propre, mince, anhiste; mais, et c'est là un fait nouveau bien remarquable, entre les cellules et la paroi se trouvent interposées des fibres lisses; au delà de la membrane anhiste quelques faisceaux de tissu conjonctif forment une tunique externe qui supporte les vaisseaux capillaires et les tubes nerveux.

L'épithélium a été particulièrement étudié par M. Ranvier. Les cellules forment une couche unique; mais elles ne sont pas en contact par toute l'étendue de leurs faces latérales : la cavité glandulaire, la lumière du tube, se prolonge entre les cellules sous forme de fentes, de lacunes. Cette disposition paraît très-générale dans les épitheliums glandulaires. Boll et Saviotti l'ont signalée dans les glandes gastriques de la grenouille; elle existe aussi dans le pancréas et le foie. Les cellules épithéliales des glandes sudoripares sont prismatiques ou cylindriques. La partie moyenne du corps cellulaire se colore très-bien par le carmin et renferme le noyau autour duquel se groupent quelques granulations pigmentaires jaunâtres, plus ou moins foncées. MM. Renaut et Ranvier y décrivent des bâtonnets comparables à ceux de l'épithélium rénal.

La partie superficielle de la cellule, tournée vers la lumière du tube glandulaire est fort différente; elle ne se colore pas par le carmin; elle est pâle, hyaline, dépourvue de granulation, et forme comme une calotte appliquée sur le corps cellulaire. Quand on examine attentivement un certain nombre de cellules, on voit que ces portions hyalines s'étirent, font une saillie de plus en plus marquée et finissent par se séparer de la cellule qui leur a donné naissance. Ainsi se détachent de l'épithélium de petites masses sphériques qui vont en quantité variable se mêler au liquide de la sécrétion sudorale; M. Ranvier désigne ces petites masses du nom de globes colloïdes. Il est d'ailleurs très-facile de les distinguer de quelques globules graisseux qui peuvent se trouver aussi dans les tubes sudoripares. Peut-être est-il permis de comparer ces productions singulières aux corpuscules salivaires et d'attribuer à leur abondance exagérée dans le liquide sécrété le caractère visqueux de certaines sueurs morbides.

De la face profonde de la cellule partent des crêtes, des cloisons minces qui, s'insinuant entre les fibres-cellules, vont se fixer à la membrane anhiste. Sur une coupe perpendiculaire à l'axe du tube, l'ensemble de ces crêtes forme une série d'arcades. Chaque arcade répond à une fibre lisse. Ainsi une cellule épithéliale peut être en rapport immédiat avec deux ou trois fibres lisses. Ces fibres sont toujours dirigées parallèlement à l'axe du tube. Cette singulière connexion d'un épithélium avec des éléments contractiles est un fait constant dans les glandes sudoripares. On peut expliquer par la contraction de ces fibres, l'apparition brusque de la sueur sous l'influence des émotions.

Il était intéressant d'étudier comparativement l'épithélium sudoripare avant et après la sécrétion, comme Heidenhain, M. Ranvier et plus récemment MM. Renaut et Arloing l'ont fait pour les glandes salivaires. Cette question a été résolue par le professeur Renaut (1), dont les observations ont porté sur les glandes sudoripares du cheval. Dans la glande épuisée, l'épithélium, au lieu d'être cylindrique, est moins haut que large ; il a diminué de volume en sécrétant; le noyau est redevenu central ; le protoplasma n'est plus finement strié comme à l'état de repos, mais fortement granuleux. Ce retrait des cellules sécrétoires a pour conséquence l'élargissement de la lumière du tube, où l'alcool coagule parfois le liquide sécrété en un caillot comparable à un caillot de lymphe. Le réseau capillaire du glomérule est gorgé de sang, et le tissu

(1) Société de Biologie, 1878.

connectif périglandulaire rempli de cellules lymphatiques. De telles modifications ont évidemment une très-grande analogie avec celles qu'on observe dans les glandes salivaires après la sécrétion prolongée de la salive.

Les glandes sudoripares de l'homme après la mort présentent ces modifications de la glande en action, dues sans doute au phénomène constant de la sueur agonique (Renaut).

Chez le vieillard, l'épithélium des glomérules est souvent infiltré de granulations graisseuses et pigmentaires; dégénérescence très-propre à expliquer le ralentissement de la sécrétion sudorale à cet âge (1).

M. Herrman a fait, sur les glandes sudoripares du cheval, une observation intéressante. Des granulations d'un pigment mélanique semblable à celui du corps muqueux de Malpighi sont disséminées dans les cellules fusiformes du tissu conjonctif intertubulaire et dans les cellules éphithéliales des tubes. Ces granulations de l'épithélium sont même parfois réunies en amas volumineux qui distend la cellule, s'en échappe et tombe dans la lumière du canal sudoripare. Cette donnée anatomique peut servir à l'interprétation très-simple de quelques faits de chromidrose.

La couche musculaire adhère beaucoup plus à la paroi propre qu'au revêtement épithélial. Chaque fibre-lisse présente sur sa face externe, en rapport avec cette paroi, de fines dentelures longitudinales, très-probablement destinées à rendre cette adhérence plus parfaite. L'existence de cette couche musculaire est constante dans un grand nombre de régions et chez beaucoup d'animaux. D'après Horschelmann, elle manquerait dans les glandes du cuir chevelu.

La paroi propre est semée de noyaux peu distincts. Quelques histologistes décrivent à sa face externe une couche de cellules plates. Cette membrane est de nature conjonctive.

Avant les recherches de Tomsa (2) et de M. Coyne (3) le réseau nerveux était peu connu. Les nerfs des glandes sudori-

(1) Remy; Th. Paris, 1878.
(2) *Wien medic. Wochens*, 1865.
3) C. R. Ac. sc., 20 mai 1878.

pares sont cependant fort nombreux ; du réseau qui enveloppe le glomérule partent des fibres qui arrivent jusqu'au contact de la paroi glandulaire ; on les voit, en effet, rester adhérentes à cette paroi, même quand le tube glandulaire est isolé des tissus voisins.

Outre ces fibres, la plupart déjà dépourvues de myéline, M. Coyne a signalé, au contact de la paroi tubulaire, l'existence d'éléments cellulaires, de forme multipolaire, très-analogues à des cellules nerveuses et par leur forme et par la constitution de leur protoplasma, éléments qui paraissent recevoir la terminaison des fibres nerveuses. Il est en effet impossible de suivre plus loin ces fibres et de saisir leur relation avec l'épithélium : le chlorure d'or se fixe à la fois et sur les fibres et sur les cellules épithéliales. Il est cependant très-probable que les cellules sécrétoires et les fibres-lisses se partagent les fibrilles terminales ; des expériences très-concluantes démontrent l'existence de nerfs moteurs-glandulaires dans les glandes sudoripares, comme dans les glandes salivaires.

§ 2. — Physiologie de la sécrétion sudorale.

Il y a bien une certaine analogie, au point de vue physiologique, entre le glomérule de Malpighi et le glomérule sudoripare ; l'un et l'autre contribuent à la dépuration du sang. Mais tandis que les glomérules de Malpighi sont réunis en un seul organe, le rein, ceux de l'appareil sudoripare sont disséminés sur une vaste surface et annexés au tégument externe, disposition qui donne à cet appareil une fonction nouvelle, la régulation thermique.

Dans les conditions habituelles de la vie, un des principaux agents de la régulation thermique est en effet la *perspiration cutanée* insensible. On appelle ainsi la déperdition lente, mais constante de vapeur aqueuse, qui se fait à la surface de la peau. Cette évaporation est plus considérable qu'on ne le croit généralement ; elle élimine environ 1,000 grammes d'eau en 24 heures (1). Tous les physiologistes admettent que le liquide s'échappe par les glandes sudoripares, (2) et non, comme le croyait Krause, par la surface libre de l'épiderme. Erisman conclut de nombreuses expériences que l'évaporation se produit à l'orifice cutané des glandes sudoripares, et que, d'ailleurs, cette fonction de l'appareil sudoripare est infiniment plus importante que la sécrétion de la sueur (3). De plus, cette perspiration n'est pas, ajoute Erisman, un acte purement physique, elle dépend en grande partie de la vitalité des organes qui y président.

Toutes les variations de l'état hygrométrique de l'air, celles surtout de la température extérieure et de la chaleur animale, augmentent ou diminuent la perspiration cutanée. Elle augmente dans les pays chauds, dans toutes les conditions normales et pathologiques où la chaleur intérieure tend à s'élever, comme après un exercice musculaire et pendant la fièvre; elle diminue dans les climats froids et lorsque la température du corps tend à s'abaisser.

Il est probable que les troubles de la perspiration cutanée ont une certaine importance dans les maladies; on a même attribué des conséquences funestes à la suppression de cette fonction et de la respiration cutanée. Les expériences de Fourcault ont démontré que si l'on supprime la perspiration cutanée chez un animal, en couvrant le tégument d'un enduit imperméable, on voit se développer des accidents très-graves, auxquels l'animal succombe plus ou moins rapidement. Bouley, étudiant ces accidents chez le cheval, les a comparés à ceux de l'asphyxie lente; après la mort, on trouve les organes remplis d'un sang noir, chargé d'acide carbonique (4).

Plus récemment Socoloff a repris ces expériences (5). Les observations et les conclusions de ce physiologiste diffèrent sur plusieurs points de celles de Bouley. Quelques heures

(1) Lavoisier et Séguin.
(2) Sappey, Ranke, Erisman.
(3) *Zeitschrift für Biologie*, XI, 1875.
(4) Voyez Longet, *Tr. de Physiologie*, t. II, p. 361.
(5) *Centralbatt*, 1872.

avant la mort, la température centrale s'abaisse et des convulsions cloniques et tétaniques éclatent dans divers groupes musculaires. Une couche épaisse d'ouate qui enveloppe le corps de l'animal par dessus le vernis n'élève pas la température centrale et ne retarde pas la mort. La respiration de l'oxygène ne retarde pas non plus la marche des accidents, et n'empêche pas la terminaison fatale. Dès le début, l'urine devient albumineuse. A l'autopsie, on trouve, comme lésions constantes, des ulcérations et des hémorrhagies de l'estomac, et une inflammation parenchymateuse diffuse des deux reins.

Il est vrai que la peau joue un certain rôle dans la respiration; les observations de Spallanzani, de W. Edwards, ont démontré qu'elle élimine une certaine quantité d'acide carbonique; cette respiration cutanée, de peu d'importance chez les animaux supérieurs, est au contraire très-active chez les animaux inférieurs, la grenouille par exemple, où elle peut, pendant un certain temps, suppléer la respiration pulmonaire. Ces expériences de Socoloff semblent prouver que, dans le cas de suppression par un vernis imperméable de la perspiration cutanée, le rôle principal dans le développement des accidents n'appartient peut-être pas à l'asphyxie, puisque la respiration de l'oxygène reste inefficace. On ne peut invoquer non plus la rétention pure et simple dans le sang de l'eau qui devrait s'éliminer par la peau, d'autres voies sont ouvertes à ce liquide, le rein et le poumon.

Il est impossible de n'être pas frappé de l'analogie des lésions viscérales ainsi produites, ulcérations stomacales, néphrite parenchymateuse, avec celles que déterminent les vastes brûlures du tégument. On sait que, dans ces cas de brûlure, M. Brown-Séquard (1), explique les lésions viscérales par un acte réflexe; les membres postérieurs d'un animal sont plongés dans l'eau bouillante, la congestion et l'ulcération de l'intestin ne manqueront pas de se produire si la moelle lombaire est intacte; ces lésions feront au contraire défaut si la moelle a été préalablement détruite. Assurément, il y a entre ces deux ordres de faits une certaine analogie.

(1) *Phys. de la moelle*, *Dict. encyclop.*, p. 594.

Les observations de Sénator (1) chez l'homme ont donné des résultats négatifs. L'auteur rappelle que les brûlures généralisées, les maladies de la peau dont quelques-unes en suppriment complétement les fonctions, ne paraissent pas influencer d'une manière certaine les fonctions organiques ; il ajoute que jadis en Amérique il était d'usage d'emplumer les criminels ; cette étrange coutume ne produisait point d'accidents. Ses observations, dans lesquelles il cherchait à abaisser la température chez des fébricitants, faites avec la prudence, la réserve que commande un pareil mode de traitement, ont porté sur un certain nombre de malades, particulièrement des typhiques et des rhumatisants ; il en résulte que l'on peut chez de tels malades, qui souvent ont des sueurs fort abondantes, couvrir d'un enduit imperméable (gélatine, collodion, solution de gutta-percha dans le chloroforme) une étendue considérable du tégument, les quatre membres par exemple, et même une partie du tronc, sans qu'il se produise la moindre perturbation fonctionnelle, sans même qu'on puisse observer cet abaissement de la température centrale, qui chez les animaux soumis au vernissage, signale le début des accidents.

M. Castel a fait une thèse remarquable sur les effets produits par la suppression des fonctions cutanées (2). Le lecteur y trouvera, outre un historique étendu de la question, beaucoup d'expériences nouvelles. M. Castel a constaté les mêmes accidents et les mêmes lésions que la plupart des observateurs ; il conclut que la cause de ces accidents et de la mort réside dans une asphyxie cutanée à marche lente, et trois causes lui paraissent produire cette asphyxie : en première ligne, la rétention de l'acide carbonique qui à l'état normal s'élimine par la peau, accessoirement la gêne des mouvements respiratoires que produit à peu près inévitablement la cuirasse de vernis appliqué sur le thorax, enfin la suppression du réflexe cutané respiratoire que Küss avait déjà fait intervenir.

Si l'on compare ces expériences et les interprétations

(1) *Arch. fur Pathol. Anat. und Phys.*, B. LXX, p. 182.
(2) Th. Paris, 1876.

diverses qui en ont été données, la question ne paraîtra probablement pas complétement résolue. On ne peut guère invoquer que deux mécanismes, l'asphyxie, ou bien un acte réflexe comparable à celui qui, d'après M. Brown-Séquard, produit les lésions viscérales dans les cas de brûlures étendues.

L'asphyxie ne paraît pas contestable, puisque à l'autopsie on en trouve les lésions, à moins qu'on admette que cette asphyxie est due aux congestions et aux inflammations pulmonaires produites par le réflexe; enfin l'excitation cutanée paraît bien aussi souvent exister, puisque dans plusieurs expériences il est noté que l'animal souffre, ou même souffre beaucoup. Ces deux éléments, asphyxie et excitation cutanée, sont combinés dans la plupart des expériences faites sur les animaux. Les observations de Sénator, où l'excitation douloureuse de la peau a fait défaut, semblent prouver que, du moins chez l'homme, l'asphyxie cutanée ne suffit peut-être pas à provoquer des accidents comparables à ceux que présentent les animaux soumis au vernissage.

Le liquide qui s'écoule en gouttelettes à la surface de la peau sous certaines influences, nerveuses le plus souvent, c'est, à rigoureusement parler, la sueur. Différent peut-être du produit plus fluide de la perspiration cutanée (Anselmino), il renferme en quantité très appréciable des principes de désassimilation, et, jusqu'à un certain point, peut être comparé à l'urine.

A ce point de vue, il y un certain intérêt à rapprocher les produits de l'activité des deux épithéliums, rénal et sudoripare. Favre (1) a fait cette étude comparative de la sueur et de l'urine, et il conclut que les éléments de ces deux liquides présentent une grande analogie au point de vue de la qualité et une grande différence au point de vue de la quantité; ainsi l'urine contient beaucoup de sulfates, de phosphates, de l'urée, des urates, éléments qui existent dans la sueur, mais en minime quantité. En d'autres termes, si les deux épithé-

(1) Favre. *Acad. des sc.*, nov. 1852.

liums rénal et sudoripare ont une fonction analogue, la dépuration du sang, le premier présente une bien plus grande activité, et cette activité porte sur un bien plus grand nombre de principes normalement ou accidentellement contenus dans le sang.

Le même balancement qui existe entre l'urine et la sueur pour l'élimination de l'eau, existe aussi, quand il s'agit de l'élimination des produits de désassimilation et devient très-évident dans certains états pathologiques. Dans le choléra, par exemple, l'urine est supprimée et la sueur dépose parfois sur la peau des cristaux d'urée. Dans certaines affections des voies génito-urinaires où l'excrétion urinaire est entravée ou insuffisante, l'appareil sudoripare paraît être dans tel état d'excitabilité qu'il suffit d'une cause minime pour provoquer d'abondantes sueurs.

La composition chimique de la sueur n'est pas encore complétement connue. La quantité des principes solides est loin d'y être aussi considérable que dans l'urine. En effet, 10,000 grammes de sueur renferment seulement 45 grammes de matières solides; ce sont des chlorures de sodium et de potassium, de l'urée, des lactates alcalins, des sudorates alcalins, des albuminates alcalins, des matières grasses, des traces de phosphates et de l'indigo comparable à l'indigo urinaire.

Le chlorure de sodium est l'élément dominant ; ce sel existe également dans l'urine en proportions notables. Le chlorure sodique de l'urine subit des variations considérables dans les maladies ; on ne sait pas si le chlorure de la sueur présente des variations analogues.

L'urée est constante, mais en très-faible quantité : 0,59 pour 14 litres de sueur d'après Favre. Cet auteur a le premier démontré l'urée normale de la sueur chez l'homme; avant lui, Thénard avait signalé la présence de sels ammoniacaux, dus sans doute à la décomposition de l'urée.

Favre a découvert l'acide sudorique : c'est un acide azoté, voisin par sa formule chimique de l'acide urique, lequel ne paraît pas exister dans la sueur normale.

On a beaucoup discuté sur l'albumine de la sueur. Elle y

existerait sous forme d'albuminates alcalins à l'état normal d'après Favre et Gorup-Bezanès, et seulement à l'état pathologique, d'après Hoppe-Seyler. Le même chimiste signale aussi la présence de la leucine, de la tyrosine et de l'acide valérique dans la sueur des gens peu soigneux. Peut-être ces différents produits sont-ils dus à la décomposition de cette matière albuminoïde.

Les matières grasses, acides butyrique et formique, paraissent constantes, on les a observées dans la sueur de régions de la peau où il n'y a pas de glandes sébacées ; d'ailleurs l'épithélium sudoripare et la cavité des tubes excréteurs contiennent souvent des granulations graisseuses.

Il est d'un grand intérêt de constater la présence de l'indigo dans la sueur (Bizio, cité par Hoppe Seyler). Si l'épithélium sudoripare peut à l'état normal extraire du sang cette matière colorante, on comprend que sous l'influence de certaines perturbations nerveuses, cette propriété s'exalte, au point que la sueur devienne vraiment colorée ; ainsi s'expliquerait peut-être beaucoup de faits de chromhydrose.

Après les travaux de Donné, de Favre, de Robin, il était admis que la réaction de la sueur est acide. La détermination de cette réaction est fort importante, car dans les maladies c'est bien souvent le seul caractère que nous puissions apprécier. Or, dans leurs recherches sur l'innervation de l'appareil sudoripare, Trümpy et Lüchsinger, ayant incidemment étudié la réaction de la sueur, ont annoncé que cette réaction est alcaline et non pas acide ; la prétendue réaction acide est due à la constitution acide ou à la décomposition de la matière sébacée de la peau.

Chez le chat, la sueur de la patte dont on excite le sciatique est alcaline et la réaction en est facile à constater ; chez l'homme la chose est plus délicate ; il faut préalablement, à l'aide de lavages répétés à l'acide acétique, l'éther, l'alcool, puis l'eau distillée, débarrasser la peau de ses enduits épithéliaux et de la matière sébacée ; il faut en outre faire une exploration rapide, car après cette longue préparation, la réaction alcaline de la sueur spontanée, ou provoquée par la pilocarpine ne persiste pas longtemps, et bientôt reparaît la réaction acide. La discussion est donc ouverte de nouveau et ne paraît point terminée.

Un élève de la Faculté de Lyon, M. Tourton (1), adoptant en le modifiant le procédé d'exploration mis en usage par Lüchsinger, maintient l'opinion classique : la réaction de la sueur est acide. De plus, M. Tourton a étudié un grand nombre des influences physiologiques ou pathologiques qui peuvent modifier cette réaction ; il a vu que la sueur provoquée par le jaborandi est alcaline, fait d'ailleurs constaté dès les premières observations faites avec ce diaphorétique ; que parmi les causes qui augmentent l'acidité, il faut ranger l'exagération des combustions organiques, le travail musculaire, l'alimentation azotée, la fièvre, l'inanition et très-probablement aussi le travail intellectuel ; parmi les causes qui diminuent l'acidité, l'auteur cite l'abondance même de la sécrétion, ce que Favre avait signalé déjà, le régime végétal prolongé et certains états morbides à sueurs profuses, tels que la fièvre hectique et quelques affections encéphaliques.

N'est-il pas intéressant de rapprocher ces faits des observations de Cl. Bernard sur la variabilité de la réaction de l'urine? L'illustre physiologiste a montré que la réaction de l'urine est identique à celle du milieu intestinal, acide chez les carnivores ou les animaux soumis à l'autophagie, alcaline chez les herbivores ; et, de plus, qu'il est possible en modifiant l'alimentation de changer aussi la réaction de ce liquide ; l'urine du carnivore soumis au régime végétal devient alcaline lorsque ce régime est prépondérant ; l'urine de l'inanition, quelle que soit l'espèce animale, est toujours acide, car, dans de telles conditions, l'animal vit aux dépens de ses propres tissus et par conséquent devient carnivore. Peut-être la sueur est-elle donc, comme l'urine, un liquide à réaction variable, et d'ailleurs ce ne serait pas la seule analogie à relever entre ces deux humeurs de l'économie.

---

(1) Thèse de Lyon, 1879.

§ 3. — De l'influence du système nerveux sur la sécrétion sudorale.

Avant les expériences de Lüchsinger et d'Ostroumow, M. Vulpian avait prévu l'influence spéciale du système nerveux sur la sécrétion sudorale. Il est possible, disait-il en 1875, que ces glandes soient soumises aussi à l'influence d'autres éléments nerveux excito-sécréteurs, agissant sur elles, comme la corde du tympan agit sur la glande sous-maxillaire (1).

L'expérience fondamentale date de 1876; elle est due à Lüchsinger (2) et Ostroumow. Ces physiologistes expérimentaient à l'insu l'un de l'autre et sont arrivés à des conclusions semblables. Ils avaient choisi le chat, sur les pattes duquel il est plus facile d'observer les modifications de la sécrétion. Le sciatique est coupé et l'excitation porte sur le bout périphérique; on voit alors paraître, au niveau des pulpes sous-digitales, des gouttes de sueur de plus en plus abondantes, parfois un véritable flux sudoral. Cette expérience fut bientôt reproduite par un grand nombre de physiologistes, et le résultat toujours confirmé. L'hypersécrétion sudorale que l'on obtient ainsi par l'excitation du sciatique est indépendante des modifications thermiques ou circulatoires qui se produisent simultanément.

Bien des faits démontrent cette indépendance. L'excitation du nerf provoque encore la sudation après la ligature des vaisseaux du membre correspondant et même sur la patte amputée depuis vingt minutes, (Lüchsinger). Sur le même animal, le chat, au moment de la mort, lorsque le cœur est sur le point de s'arrêter, on voit la sueur sourdre des pulpes digitales pâles et exsangues. Du reste, dans l'expérience clas-

---

(1) Vulpian, *Vaso-Moteurs*, t. II, page 502.

(2) *Pflüger's archiv.* 1876, XIII, p. 212. V. *Revue* par M. Blanchard *in Progrès médic.*, juillet 1879, où l'historique de la question est très-complétement exposé.

sique, l'hypersécrétion sudorale peut coïncider avec un resserrement notable des vaisseaux (Vulpian). L'atropine suspend toute sécrétion sudorale, comme elle arrête la sécrétion salivaire, mais elle respecte les actions vasculaires. Après la section du sciatique gauche, par exemple, si l'animal est porté dans une étuve très-chaude, il sue abondamment de tout le corps, excepté de la patte gauche. Cinq ou six jours après la section du sciatique, la sécrétion sudorale se tarit dans le membre énervé. La sécrétion salivaire se tarit aussi après la section des nerfs de la glande sous-maxillaire, plus lentement, il est vrai, que la sécrétion sudorale; ce qu'il faut attribuer à l'existence dans les plexus sous-maxillaires d'un grand nombre de cellules ganglionnaires qui peuvent maintenir plus longtemps dans les fibres terminales l'influence trophique (Vulpian). De tous ces faits il faut conclure que la sécrétion sudorale est une fonction, comme la sécrétion salivaire, et probablement toutes les sécrétions, indépendante de la circulation ou des variations thermiques et gouvernée par des nerfs spéciaux, nerfs excito-sudoraux, nom que leur a donné M. Vulpian.

L'existence de ces fibres nerveuses n'est point particulière au nerf sciatique; c'est sans doute un fait très-général; tous les nerfs contiennent peut-être des fibres de ce genre. On peut même présumer que, comme les fibres vaso-motrices, elles n'ont point un trajet rigoureusement déterminé dans les troncs nerveux, ni une distribution constante dans l'appareil sudoripare. On a provoqué l'hypersécrétion sudorale par l'excitation d'un certain nombre de troncs nerveux : le sciatique, les racines du plexus brachial, le nerf cubital, le médian (Nawrocki), et quelques rameaux du grand sympathique. Nous verrons aussi, en pathologie, les lésions de beaucoup de nerfs cérébro-spinaux s'accompagner de troubles dans l'appareil sudoripare.

D'où viennent ces fibres excitatrices de la sécrétion sudorale, du sympathique, ou directement de la moelle par les racines antérieures? Sur ce point, les physiologistes sont encore divisés. Lüchsinger (1), après une série d'expériences nouvelles, main-

(1) *Pflüger's archiv.*, XVIII, 1878, p. 483.

tient encore ses premières conclusions : ces fibres suivent en majeure partie, pour arriver aux nerfs des membres, la voie du grand sympathique; celles du membre supérieur, passant par le cordon thoracique, et celles destinées au membre inférieur, par le cordon abdominal; l'auteur ne conteste pas cependant qu'une partie de ces filets sudoraux vienne directement de la moelle par les racines antérieures. Adamkiewicz (1) admet également l'existence de fibres excito-sudorales dans le sympathique cervical. Nawrocki (2) partage cette opinion; il a vu que, après la section du sympathique thoracique ou l'extirpation du ganglion étoilé, l'excitation de la quatrième paire dorsale ou bien du médian et du cubital ne provoque plus l'hypersécrétion sudorale dans le membre supérieur.

Dès ses premières recherches, M. Vulpian (3) était arrivé à des résultats différents; pour l'éminent physiologiste français, la majorité des fibres excito-sudorales suivent la voie des racines antérieures. D'expériences faites sur le cheval avec M. Raymond (4), il conclut que le sympathique cervical n'agit sur les glandes sudoripares de la face que d'une manière indirecte et grâce aux modifications de la circulation capillaire. Voici une autre expérience qui dépose dans le même sens; elle est encore de M. Vulpian (5); après la section du sciatique, il est impossible au bout de quatre à cinq jours d'obtenir par l'excitation de l'extrémité périphérique du nerf, l'hypersécrétion sudorale ; mais l'excitation du sciatique reste efficace, même au bout de douze à quinze jours, si la section a porté seulement sur le sympathique abdominal.

Des divergences analogues ont longtemps séparé les physiologistes sur la question du trajet des fibres vaso-motrices. Il faut en conclure, que très-probablement les fibres excito-sudorales n'ont pas de voie rigoureusement déterminée, que cette voie peut d'ailleurs varier avec l'individu et l'es-

---

(1) *Die Sécretion des Schweisses*, Berlin, 1878.
(2) *Centralblatt*, 1878, n° 40.
(3) *Acad. des sc.* 1878, n° 21.
(4) *C. R. Acad. des sc.*, juillet 1879.)
(5) *Cours inédit* et *C. R, Acad. des sc.*, 1878, n° 8.

pèce animale, enfin que ces routes multiples que suit l'innervation des glandes sudoripares, assurent sans doute la régularité de leur fonction.

On a cherché à déterminer dans quelles racines sont contenus les nerfs excito-sécréteurs des membres. Pour le membre inférieur, M. Vulpian place la plupart de ces fibres dans la septième paire lombaire et la première sacrée, chez le chat; Nawrocki (1) les fait venir de la douzième dorsale et des deux premières lombaires; Lüchsinger affirme que les deux ou trois dernières thoraciques et les quatre premières lombaires influencent seules la sécrétion sudorale de la patte postérieure, à l'exclusion des paires sacrées qui cependant constituent l'origine principale du nerf sciatique. Mêmes dissidences quant au membre supérieur; les fibres excito-sudorales sortiraient par les 3e, 4e, 5e et 6e paires rachidiennes (Lüchsinger) (2), pour s'unir au cordon sympathique et rejoindre ensuite les nerfs du bras, principalement par le 4e dorsale (Nawrocki) (3); par les dernières cervicales (Vulpian) (4). Cette question n'est donc pas définitivement résolue.

Que les fibres excito-sudorales prennent la voie du grand sympathique en passant par les rami-communicantes pour arriver aux nerfs périphériques, ou bien qu'elles passent exclusivement par les racines antérieures, il n'est pas douteux que, comme les fibres vaso-motrices avec lesquelles leur disposition anatomique présente tant d'analogie, ces fibres pénètrent dans la moelle et trouvent dans la moelle, probablement aussi dans les masses encéphaliques, des centres d'origine.

Y a-t-il des centres médullaires multiples, ou bien un centre bulbaire unique, ou encore des centres corticaux; toutes ces questions, posées à propos de l'appareil vaso-moteur, se posent encore à propos de l'appareil sudoripare. Dès ses premières recherches, Lüchsinger admettait l'existence de centres médullaires, lombaire et cervical, présidant aux

(1) *Centralblatt*, 1878, n° 40.
(2) *Pflüger's archiv.*, XVI. p. 545.
(3) *Centralblatt*, 1878, n° 40.
(4) Cours inédit.

actions sudorales des membres correspondants. L'excitation de ces régions de la moelle produit chez les animaux l'hypersécrétion et leur destruction suspend l'activité des glandes sudoripares. Dans certains cas de galvanisation de la moelle chez l'homme, les électrodes étant appliqués sur différents points de la colonne vertébrale, Leyden (1) a observé une hypersécrétion sudorale dans les membres paralysés immédiatement après le passage du courant. Adamkiewicz (2) accepte ces conclusions; il reconnait aussi l'existence de centres sudoraux échelonnés dans toute la hauteur de la moelle. Nawrocki, qui croyait, au début de ces expériences, à un centre bulbaire unique, reconnait aujourd'hui (3) les centres médullaires multiples; il a vu sur quelques animaux des sueurs très-abondantes plusieurs jours après la section de la moelle, ce qui doit évidemment faire rejeter l'hypothèse d'un centre bulbaire unique. M. Vulpian conclut aussi à l'existence de centres médullaires multiples. L'excitation du bulbe produit une hypersécrétion sudorale généralisée à tout le tégument (Nawrocki, Vulpian); mais ce n'est point là une objection sérieuse à l'hypothèse des centres médullaires. Comme le centre vaso-moteur bulbaire, il est probable que le centre bulbaire sudoral exerce une action dominatrice sur tous les centres inférieurs et préside aux actions sudorales d'ensemble.

Les nerfs de la sueur remontent-ils plus haut? Se fondant sur l'observation de quelques faits cliniques, Adamkiewickz avait supposé l'existence de centres sudoraux dans l'écorce cérébrale; mais, dans un récent travail, (4) il annonce que l'excitation de l'écorce cérébrale ne provoque aucune sécrétion sudorale. Il n'en serait pas ainsi de l'écorce du cervelet; Adamkiewickz établit en effet qu'un faible courant porté sur la surface du lobe médian du cervelet, provoque régulièrement la sécrétion sudorale dans les pattes, alors que tout courant dérivé sur la moëlle allongée et toute excitation directe des

(1) *Traité des maladies de la moelle*, p. 140.

(2) *Die secretion des schweisses.* Berlin Hirschwald, 1878.

(3) *Centralblatt.* 1878.

(4) *C. R. Soc. de Physiol.* de Berlin, 12 décembre 1879.

muscles sont soigneusement évités. D'ailleurs M. le professeur Vulpian avait excité les zones psycho-motrices de l'écorce sans obtenir aucun résultat positif.

En résumé, les nerfs excito-sudoraux sont en majeure partie contenus dans les racines antérieures; quelques-uns suivent peut-être la voie du sympathique; tous se rendent aux nerfs périphériques; tous tirent également leur origine de la moelle. Dans la moelle existent des centres échelonnés, destinés sans doute à certaines actions sudorales locales; au-dessus de ces centres inférieurs, le centre bulbaire, véritable centre général, commande les actions sudorales d'ensemble; enfin l'excitation de certaines parties de l'encéphale pourrait peut-être influencer directement ou par voie réflexe la sécrétion de la sueur, mais on ne peut encore affirmer qu'il existe dans ces régions des centres véritables. La disposition de cet appareil nerveux sudoral est très-comparable à celle de l'appareil vaso-moteur; l'un et l'autre paraissent construits sur le même type, mais ils ne se confondent pas, puisque l'observation et l'expérimentation démontrent que les actions sudorales et les actions vasculaires peuvent être et sont généralement distinctes.

Telle est la disposition anatomique de l'appareil nerveux qui préside à la sécrétion sudorale; elle est, il est vrai, mise en évidence à peu près exclusivement par les expériences physiologiques. Mais il reste encore à montrer, autant qu'il est possible dans l'état actuel de la question, comment fonctionne cet appareil à l'état normal et dans quelques états pathologiques.

L'incitation nerveuse est-elle indispensable à toute sécrétion sudorale? Y a-t-il une activité propre de l'épithélium sudoripare? Il est bien probable que la perspiration cutanée s'effectue sans l'intervention des nerfs excito-sudoraux; d'autre part, M. Gubler, et plus récemment M. Straus (1) pensent que l'agent excitateur par excellence des nerfs sudoraux, la pilocarpine, exerce peut-être une action directe sur l'épithelium de la glande sudoripare.

(1) *Gaz. méd.*, Paris, 1880.

Quoi qu'il en soit, à l'état normal, comme aussi à l'état pathologique, la conclusion du premier travail de Lüchsinger reste généralement vraie : la sueur ne se produit le plus souvent que par une influence nerveuse directe.

Comme la strychnine surexcite violemment les centres moteurs, de même certaines substances, la pilocarpine et la muscarine, ont une action élective des plus évidentes sur l'appareil nerveux qui commande la sécrétion sudorale. Cette action du jaborandi et de son alcaloïde, la pilocarpine, a été beaucoup étudiée ; dans ce travail, il m'est impossible de donner même une analyse de toutes ces recherches.

L'effet sudorifique se manifeste deux à trois minutes après l'ingestion de la pilocarpine, à la dose de 1 à 2 centigrammes ; une rougeur plus ou moins prononcée se montre d'abord, chez l'homme sur la face et le cou, chez le chat sur les pattes ; puis la sueur apparaît. L'hypersécrétion dure en moyenne une demi-heure à une heure et demie ; d'autres phénomènes existent simultanément : abaissement de la tension artérielle due à un léger degré d'affaiblissement du cœur et de dilatation des vaisseaux périphériques ; modifications de la pupille ; augmentation des sécrétions nasale, lacrymale, bronchique et surtout de la sécrétion salivaire ; quelquefois, flux intestinal et exagération des mouvements de l'intestin. Souvent il se produit chez le sujet en expérience une certaine accoutumance ; pour obtenir les mêmes effets, il faut augmenter les doses.

Mais, outre cette diaphorèse générale, on peut aussi, en injectant dans le tissu cellulaire sous-cutané de faibles doses (1 à 3 milligr.), obtenir une sudation tout à fait locale ; dans ce cas, l'excitation porte sur les nerfs périphériques ou les cellules ganglionnaires des plexus glomérulaires (Coyne). Cette sudadion locale a été pour la première fois étudiée par M. Straus (1). Deux à cinq minutes après l'injection, la peau rougit sur l'ampoule formée par le liquide injecté, puis de la périphérie vers le centre, se couvre de fines gouttelettes de sueur. Avec des doses suffisamment affaiblies, il n'y a ni sali-

(1) *Acad. des sc.*, juillet 1879.

vation ni sudation générale; tous les phénomènes observés restent absolument locaux.

Si la pilocarpine et la muscarine excitent l'appareil nerveux sudoral, d'autres substances, comme l'atropine, le dépriment, le paralysent, absolument comme certains poisons paralysent l'appareil moteur. La sensibilité des glandes sudoripares à l'égard de l'atropine paraît supérieure à celle de l'iris (Straus). Une très-faible dose d'atropine rend presque impossible l'action de la pilocarpine. Cependant cet antagonisme ne semble pas absolu; chez un chat fortement atropinisé, Lüchsinger (1) est parvenu à obtenir la sudation locale en injectant de fortes doses de pilocarpine. Lorsque les expériences de Heidenhain eurent démontré l'action de l'atropine sur la sécrétion salivaire, les physiologistes admettaient que cette substance suspend la sécrétion en paralysant les extrémités terminales des nerfs sécrétoires; et, avant la découverte de Lüchsinger, M. Vulpian, cherchant l'interprétation de l'action suspensive qu'exerce également l'atropine sur la sécrétion sudorale, présumait qu'elle agit aussi en paralysant les extrémités terminales de certains nerfs, présidant à la sécrétion de la sueur comme la corde du tympan à celle de la salive (2).

Le plus souvent les sécrétions sont des actes réflexes, et chaque appareil glandulaire a son agent excitateur propre, les glandes salivaires l'impression gustative, les glandes stomacales le contact sur la muqueuse gastrique des aliments.

La sécrétion sudorale est aussi le plus souvent un phénomène réflexe; et son agent excitateur le plus habituel, c'est la chaleur extérieure ou intérieure; un animal exposé à la chaleur de l'étuve sue abondamment, de même un animal dans les veines duquel on injecte de l'eau chaude (Nawrocki, Lüchsinger). Cependant Lüchsinger (3) a observé qu'un excès de température ralentit l'activité sécrétoire : un bras est plongé pendant quelque temps dans un bain à 45 ou 50°, l'autre dans un bain à 15 ou 30°; si l'on excite les plexus

---

(1) *Archiv für gesamm. Physiol.*, t. XVIII, p. 501.
(2) Vulpian, *Gaz. méd.* de Paris, 1875.
(3) *Archiv. für gesamm. Phys.*, XVIII, p. 478.

brachiaux, les deux bras étant retirés du bain, la sudation se manifeste plus rapidement sur le second que sur le premier; le bras le plus chaud ne commence à suer que lorsque sa température s'est abaissée.

Nous connaissons déjà deux des trois parties de l'arc du réflexe sudoral : les nerfs centrifuges excito-sudoraux et les centres médullaires. Pour le réflexe moteur, Marshall-Hall avait admis l'existence de fibres centripètes spéciales, qu'il appelait fibres incidentes. Y a-t-il des fibres analogues pour le réflexe de la sécrétion sudorale; faut-il admettre l'existence de fibres centripètes particulièrement influencées par la chaleur, l'existence de nerfs thermiques. Cette question est aujourd'hui jugée. La voie centripète est unique et la distinction des impressions s'opère non dans le nerf, agent de transmission, mais dans les centres médullaires (Vulpian, Brown-Séquard) (1).

Dès les premières expériences sur le sciatique du chat, on avait vu que la sudation peut être provoquée par le mécanisme de l'acte réflexe. Le sciatique étant coupé, l'excitation du bout périphérique provoque la sudation seulement dans la patte correspondante; mais l'excitation du bout central provoque une sudation générale, très-appréciable sur les pulpes digitales des trois autres pattes ; seule la patte du coté excité ne sue pas.

Dans un travail récent, Adamkiewickz étudie la sueur comme une fonction bilatérale et symétrique du système nerveux (2). Ce physiologiste a montré que l'excitation du tronc d'un nerf mixte provoque la sudation non-seulement dans le côté correspondant, mais même dans les points symétriques du côté opposé. Le même phénomène se produit, lorsque, au lieu d'exciter le tronc nerveux, on excite la periphérie d'un nerf sensible. L'analogie avec le réflexe moteur s'impose d'elle-même ; la deuxième loi de Pflüger est ainsi conçue : quand une excitation d'un nerf sensitif a produit des mouvements

(1) Voyez Thèse d'agrégation de Couty, 1878.

(2) *Die Secretion des schweisses. Eine bilatéral-symetrische nervenfunction*, Berlin 1878.

réflexes dans les muscles du même côté, si les muscles de l'autre côté entrent aussi en contraction, ce seront ceux qui correspondent aux précédents. Adamkiewickz a vu également que la destruction de la moelle au-dessous de la première jusqu'à la quatrième lombaire n'empêche pas qu'on provoque par l'excitation d'un des sciatiques la sécrétion de la sueur sur la patte opposée; et ce physiologiste conclut qu'il existe des centres pour la sécrétion sudorale des membres inférieurs dans toute la hauteur de la moelle lombaire. Ces centres seraient probablement contigus aux ganglions sensibles et moteurs des membres.

Il est bien probable qu'un grand nombre de sueurs morbides sont des sueurs réflexes. Botkin (1) a étudié ces sueurs morbides réflexes. Il fait remarquer que dans certaines maladies des viscères pelviens, de l'utérus, de la vessie et dans les cas de pyelo-néphrite suppurés, les malades ont souvent les membres inférieurs chauds et le bas-ventre couvert de sueurs, tandis que les régions supérieurs du corps sont complètement sèches. De même, au cours des maladies thoraciques, et particulièrement au moment de la guérison des inflammations pulmonaires, outre la rougeur de la pommette et une certaine élévation de la température, Botkin a souvent observé une tendance plus marquée à la sueur dans le côté correspondant au poumon antérieurement malade. N'est-il pas curieux de rapprocher de ces faits, éclairés aujourd'hui par les lumières de la physiologie, le vieil aphorisme d'Hippocrate : Le mal est où paraît la sueur. Dans tous ces cas de sueurs morbides qui accompagnent les lésions viscérales, il est très-vraisemblable que l'excitation porte sur les nerfs viscéraux du sympathique; nous savons d'ailleurs que des mouvements réflexes dans les muscles de la vie animale peuvent être provoqués par des excitations du sympathique. On trouverait aisément beaucoup d'exemples de sueurs réflexes de ce genre; telles sont les sueurs partielles ou générales, froides et visqueuses des viscéralgies, de l'angine de poitrine, des coliques néphré-

(1) *Berliner Klin Wochens*, 1875.

tiques, de l'étranglement herniaire. L'excitation de certains nerfs cérébro-spinaux, par exemple du glosso-pharyngien et du lingual produit souvent le réflexe sudoral; il y a un certain nombre d'éphidroses faciales passagères dues à l'impression des aliments sur la muqueuse buccale (Brown-Séquard). Adamkiewicz a montré que la sudation peut-être provoquée par l'incitation artificielle ou volontaire des muscles et de leurs nerfs; mais ici l'acte réflexe est moins évident. Il paraît donc démontré que la sécrétion sudorale est le plus souvent un phénomène d'ordre réflexe; que dans les conditions ordinaires le point de départ de l'incitation est la peau et l'agent incitateur la chaleur; mais que dans certains états physiologiques et surtout pathologiques le point de départ du réflexe peut être très-divers : les viscères abdominaux et thoraciques, les muqueuses, les plexus du sympathique.

Lüchsinger et Herman (1) ont fait connaître quelques phénomènes qui accompagnent le fonctionnement de l'appareil sudoripare. Sur la patte du chat dont on excite le sciatique et qui sécrète, il existe, un courant électrique marchant de la surface vers la profondeur de la peau. Ce courant paraît bien être en rapport avec la sécrétion, car il diminue et cesse si l'on injecte de l'atropine qui diminue, puis fait cesser la sécrétion sudorale.

Du Bois-Reymond a constaté dans la peau de la grenouille une force électro-motrice, marchant de l'extérieur à l'intérieur. Or, Herrman (2) a montré que, au moment du fonctionnement des glandes de la peau, le courant propre de la peau est susceptible, comme les courants musculaire ou nerveux, de variation négative ou positive suivant la région du tégument explorée. La variation est positive dans les régions, comme le dos, où prédominent des glandes mucipares dont le liquide sécrété présente une réaction alcaline; la variation est négative au contraire dans les points qui correspondent aux « Kornerdrüsen » d'Engelman et dans lesquels la réaction est acide.

(1) *Archiv. für gesamm. Phys.*, t. XVII, p. 310.
(2) *Archiv. für ges. Physiol.*, t. XVII, p. 291.

CHAPITRE II

TROUBLES DE LA SÉCRÉTION SUDORALE DANS LES MALADIES DU SYSTÈME NERVEUX.

Nous avons vu l'expérimentation physiologique prouver d'une façon non douteuse l'influence du système nerveux sur la sécrétion sudorale; la pathologie fournit des arguments qui ne sont pas moins décisifs. Il y a donc un grand intérêt à rapprocher les faits pathologiques des faits obtenus par l'expérimentation. Nous arriverons ainsi à la démonstration de l'influence prépondérante, chez l'homme comme chez les animaux, des nerfs périphériques et des centres nerveux sur le mécanisme de la sécrétion sudorale. Des désordres de cette sécrétion ont été observés dans les maladies des nerfs cérébro-spinaux, du grand sympathique, de la moelle et des centres encéphaliques.

§ 1. — Maladies des nerfs cérébro-spinaux.

Dans les *névralgies*, l'hypersécrétion sudorale n'est pas très-rare : c'est sans doute un phénomène de même ordre que beaucoup d'autres troubles sécrétoires, tels que les flux lacrymal et nasal à la fin d'un accès de névralgie faciale.

Notta (1) rapporte un cas de névralgie du nerf sus-orbitaire accompagné d'hypersécrétion sudorale. On trouve dans la thèse de Desbrousse-Latour (2) un fait analogue; il s'agit d'un infirmier atteint d'une double névralgie faciale; à chaque paroxysme, la sueur apparaissait très-abondante du côté le plus douloureux, au point que le patient était obligé

(1) *Mémoire sur les troubles qui accompagnent les névralgies*, Archiv. de médec., 1854.
(2) Th. Paris, 1873.

d'essuyer sans cesse son visage. Le mémoire de Notta contient deux faits de sciatique qu'il est intéressant de rapprocher : dans l'un, dû à Galliet, à chaque accès douloureux tout le membre se couvre de sueurs ; dans l'autre, publié par Audouard, le membre rougit, mais ne présente point d'hypersécrétion sudorale pendant l'accès. Ces deux observations semblent prouver que la modification matérielle ou fonctionnelle qui dans le nerf cause la névralgie, peut frapper isolément les fibres excito-sudorales et les fibres vaso-motrices. Lorsque la sueur paraît dans l'accès névralgique, elle ajoute un trait nouveau à la *febris topica* des anciens, et ce n'est pas le moins caractéristique. Dans les névralgies anciennes, le nerf est généralement plus ou moins profondément altéré ; alors se développent souvent des lésions consécutives de la peau, de l'anesthésie et probablement aussi une diminution de la sécrétion sudorale.

Parfois l'hypersécrétion sudorale provoquée dépasse le domaine du nerf douloureux. M. le professeur Lépine, de Lyon, a bien voulu me communiquer le fait suivant : névralgie faciale gauche avec anesthésie d'une partie de la peau innervée par le trijumeau ; les douleurs ont cessé ; sous l'influence de la pilocarpine, sudation générale; le malade transpire plus abondamment du côté gauche de la face, et, ce qui est plus remarquable, davantage dans les membres supérieur et inférieur du même côté gauche.

Il serait fort important désormais d'étudier avec soin les troubles de la sécrétion sudorale dans la plupart des névralgies ; ces observations pourraient nous faire connaître la distribution des filets excito-sudoraux dans les nerfs sensitifs. Dans les cas où la névralgie est périphérique, la sudation du paroxysme est due sans doute à l'excitation des fibres excito-sudorales contenues dans le tronc nerveux ; dans le cas au contraire, peut-être plus fréquent, où la maladie est de cause centrale, il est bien permis de présumer que l'excitation porte sur les centres sudoraux, voisins peut-être des centres sensitifs médullaires que le professeur Pierret nous a fait récemment connaître, et dont les physiologistes avaient d'ailleurs présumé l'existence.

Les troubles de la sécrétion sudorale n'ont pas été fréquemment notés dans la *névrite aiguë ou subaiguë*. Dans les observations que j'ai pu recueillir, cette sécrétion augmentait notablement sur le territoire cutané du nerf malade, au moment du paroxysme douloureux et spasmodique. Dans un mémoire analysé dans les *Archives de médecine* de 1838, Hamilton rapporte deux faits de ce genre, d'autant plus intéressants qu'ils ont été vus à une époque où l'on ne soupçonnait guère l'influence des nerfs sur les glandes de la peau. Dans le premier, il est question d'une jeune fille qui se fait une plaie avec un couteau à la partie moyenne de la face antéro-interne du pouce; au bout de quelques jours surviennent des signes et des symptômes non douteux de névrite aiguë dans les rameaux palmaires du médian : la paume de la main devient pâle, œdémateuse; la sensibilité de la cicatrice et des parties voisines surpasse tout ce que l'on peut voir dans d'autres maladies, et des paroxysmes violents éclatent surtout la nuit, pendant lesquels le bras et la main toujours humides se couvrent de larges gouttes de sueur. Dans le deuxième fait, plaie de la commissure qui sépare le pouce de l'indicateur gauche; après quelques jours, névrite palmaire; la pression la plus légère ne peut être supportée, la main est couverte de sueurs froides pendant la nuit.

Weir Mitchell, rapportant une observation de névrite aiguë, note l'existence de sueurs pendant le paroxysme douloureux; il y a, dit-il, une enflure légère, des sueurs profuses qui ont persisté d'un bout à l'autre de l'attaque; le trajet nerveux est extrêmement sensible (1). La thèse de Debrousse-Latour contient une observation de névrite aiguë du cubital avec hypersécrétion sudorale: coup de feu à la face interne de l'avant-bras gauche; guérison de la blessure; mais au quinzième jour, névrite du cubital, douleurs lancinantes sur le trajet du nerf; la peau du petit doigt et de la moitié de l'annulaire est plus rouge, plus luisante : la sueur est abondante dans la commissure qui réunit le petit doigt à l'annulaire.

De ces faits de névrite aiguë, il est intéressant de rappro-

(1) Weir Mitchell, *Lésions des nerfs*, p. 68.

cher, au point de vue qui nous occupe, la *tétanie*. Beaucoup d'auteurs localisent cette maladie dans les nerfs périphériques, et tout récemment Erb a montré que l'excitabilité électrique des troncs nerveux correspondants aux extrémités contracturées, est considérablement augmentée; or, dans la tétanie, au moment du paroxysme, il n'est pas rare de voir la peau de la main ou du pied affectés se couvrir de sueurs abondantes.

La *névrite subaiguë* peut s'accompagner également d'hypersécrétion sudorale. Voici quelques faits de ce genre. Un homme entre à l'infirmerie de l'hospice d'Ivry, dans le service de M. Ollivier, se plaignant d'une douleur névralgique dans le côté droit du thorax; il fait remarquer que ce côté de sa poitrine sue abondamment, tandis que le côté gauche reste parfaitement sec; quelques mois plus tard il succombe. M. Darolles fait son autopsie, et trouve les nerfs intercostaux, douloureux pendant la vie, injectés et englobés dans des masses cancéreuses (1). — Un jeune garçon reçoit une balle qui traverse la partie supérieure et postérieure de la cuisse droite. Deux ans après, se développe une névrite subaiguë du sciatique : douleurs paroxystiques, hyperesthésie; toute la région du tégument correspondant au territoire du sciatique est plus chaude, plus rouge, plus humide. Après les accès, le malade trouve la jambe et la cuisse mouillées de sueur dans les points où il souffre, tandis que les autres parties du membre restent tout à fait sèches. (Debrousse-Latour.) — Un homme était atteint de douleurs névralgiques très-intenses dans la sphère du plexus brachial droit; la transpiration est beaucoup plus abondante dans le bras droit que dans le bras gauche. Séguin pratique l'excision des racines du plexus brachial : les bouts réséqués présentent les lésions de la névrite interstitielle, épaississement du tissu conjonctif avec prolifération nucléaire abondante et atrophie consécutive des tubes nerveux (2). — Dans ces observations, il est bien probable que l'hypersécrétion sudorale était due à

(1) Darolles, Th., Paris, 1877.

(2) *Revue des sciences médicales*, t. II, p. 912.

l'excitation des fibres excito-sudorales contenues dans le nerf malade, puisque cette hypersécrétion se manifestait surtout au moment des paroxysmes et accompagnait d'ailleurs d'autres phénomènes d'excitation, entre autres l'hyperesthésie.

Paralysies des nerfs périphériques. — Sous ce titre, je suis obligé de ranger des faits assez disparates; le nerf est paralysé, mais les auteurs ne disent pas toujours par quelle lésion; il y a tantôt augmentation et tantôt diminution de la sécrétion sudorale, sans qu'on puisse exactement savoir dans tel cas, s'il s'agit de phénomènes d'excitation ou de dépression. Weir Mitchell ne manque pas de faire cette observation, et il ajoute : en règle générale, lorsque les lésions nerveuses sont étendues, lorsque la perte des fonctions est complète, la peau reste sèche au plus fort de l'été; les glandes sudoripares et les glandes sébacées cessent d'agir, probablement frappées d'atrophie. Le phénomène est si net que, dans bien des cas, l'inspection seule peut faire reconnaître la partie affectée. Ceci se voit bien dans le cas de blessures du médian (1). — Le capitaine Stembel était atteint d'une paralysie réflexe du bras gauche et d'une paralysie du bras droit et de l'épaule, beaucoup plus rebelle. La sudation était nulle du côté droit, très-abondante au contraire du côté gauche. Quoique plusieurs années se soient écoulées et qu'il y ait eu une amélioration notable, ces symptômes n'ont pas éprouvé de changement. — Chez un officier, les sécrétions restèrent supprimées après un coup de feu qui avait blessé l'épaule. — Dans un grand nombre de cas de blessures des nerfs que j'ai observées, j'ai trouvé une sudation excessive, quelquefois même, particulièrement lorsque la sensation de cuisson venait se joindre aux autres symptômes, les sueurs étaient non-seulement abondantes, mais excessivement acides, et parmi les malades, beaucoup se trahissaient à moi par cette odeur acide, analogue à celle du vinaigre, que leurs mains exhalaient toujours, malgré l'usage perpétuel qu'ils

(1) Weir Mitchell, p. 192.

faisaient de l'eau. Une fois entre autres, l'exhalaison était insupportable, tout à fait analogue à celle d'une eau croupie (Weir Mitchell). — Schiefferdecker mentionne six cas de blessures, par armes à feu, du membre supérieur avec lésion des nerfs; outre divers troubles trophiques, l'auteur a remarqué que la sécrétion sudorale avait considérablement augmenté et que sa réaction était très-acide (Thèse de Frémy, Paris, 1872, p. 87). — Un soldat reçoit en 1870 une blessure à la jambe droite, au niveau du péroné. En 1875, atrophie musculaire, coloration plus rouge de la peau du membre paralysé, abaissement de la température et hyperidrose locale (1).

Des recherches plus étendues m'auraient sans doute permis de multiplier le nombre de ces faits, mais peut-être sans grand intérêt dans un tel travail. De ceux que j'ai cités, on peut faire deux groupes. Dans le premier groupe, la paralysie est évidente, les phénomènes d'excitation font défaut, et généralement la sécrétion sudorale est diminuée ou même supprimée; la peau reste sèche, même sous l'influence des causes qui provoquent habituellement la transpiration. Dans ces cas, il est permis de supposer que les fibres excito-sudorales contenues dans les troncs nerveux ont été frappées de paralysie et de dégénérescence, au même titre que les fibres sensitives et motrices. Dans le second groupe, la sécrétion sudorale est non-seulement augmentée, mais encore altérée de qualité, elle devient très-acide et quelquefois fétide; or, dans la plupart de ces faits, il existe des phénomènes d'excitation tels que sensation de cuisson, rougeur de la peau; il n'est pas invraisemblable que les fibres sudorales sont alors excitées; la réaction fortement acide, la fétidité du liquide sécrété semblent démontrer encore que les nerfs sudoraux peuvent modifier non-seulement la quantité mais aussi la qualité de ce liquide. Cette dernière influence du système nerveux sur l'appareil sudoripare paraîtra plus évidente encore lorsque nous étudierons la chromidrose.

Dans toutes ces observations de paralysies des nerfs, le

(1) Vulpian, *Clinique de la Charité*, p. 745.

trouble de la sécrétion sudorale est très-manifeste ; mais il y a beaucoup de paralysies, où ce trouble est beaucoup moins apparent et même paraît manquer. Se fondant sur les recherches récentes des physiologistes qui, nous l'avons vu plus haut, nous permettent de considérer l'existence de fibres excito-sudorales dans les nerfs comme un fait très-général, M. Straus (1) a cherché le moyen de mettre en évidence la diminution probable de la sécrétion sudorale dans les paralysies périphériques. L'emploi de la pilocarpine était naturellement indiqué. Nous avons vu que cet alcaloïde provoque la sudation, et que M. Straus a montré qu'il est possible, avec des doses suffisamment atténuées (1 à 4 milligr.) injectées dans le tissu cellulaire sous-cutané, d'obtenir des sudations absolument locales. Sudation par la pilocarpine générale ou locale, voilà donc deux procédés qui nous permettent, suivant l'heureuse expression de M. Straus, d'explorer la fonction sudorale dans une région paralysée.

Les résultats obtenus sont d'un grand intérêt. M. Straus a exploré la fonction sudorale dans plusieurs cas de paralysie faciale du type grave en provoquant tantôt la sudation générale par l'injection de 1 à 2 centigrammes de pilocarpine au creux épigastrique, à distance de la face sur laquelle va porter l'observation, tantôt la sudation locale en injectant de faibles doses de chaque côté de la face, et dans des points symétriques. Quel que soit le procédé mis en usage, presque toujours il y a un *retard* très-manifeste dans l'apparition de la sueur du côté paralysé ; la sudation plus tardive peut bien persister plus longtemps, mais, ajoute M. Straus, ce deuxième phénomène est loin d'être aussi constant et aussi net que le retard. En regard de ces faits de paralysie faciale périphérique où les fibres excito-sudorales semblent lésées conjointement avec les fibres motrices du facial, M. Straus place un fait de paralysie faciale d'origine centrale où le *retard* manquait complétement ; le côté paralysé suait aussi vite et aussi abondamment que le côté sain.

Voilà donc un nouveau trait qu'il faut ajouter au tableau de

(1) J. Straus, *Gaz. méd.* de Paris, 1880.

la paralysie faciale; c'est en même temps un signe diagnostique qui peut servir à distinguer la paralysie périphérique de la paralysie centrale et que l'on peut, jusqu'à un certain point, comparer à l'abolition de la contractilité faradique, signe constant de la paralysie périphérique grave. Peut-être cette exploration de la fonction sudorale pourra-t-elle également présenter quelque valeur au point de vue du pronostic. Dans une des observations que donne M. Straus, le retard a manqué; peut-être s'agissait-il, ajoute l'auteur, d'une paralysie grave en voie de réparation ; le retour partiel de la motilité tendrait à le faire admettre.

La méthode est indiquée ; il est facile maintenant d'en faire l'application à un grand nombre de paralysies. M. Straus se propose d'ailleurs de continuer ses recherches. Voici deux observations inédites, recueillies dans le service du professeur Letievant, par M. Bouverot, qui a bien voulu, à ma demande, pratiquer quelques injections de pilocarpine.

Obs. I. — Femme de 42 ans, opérée le 27 janvier d'un volumineux cancer du sein. — Fièvre traumatique les jours suivants ; le 30 janvier, sueurs profuses pendant la nuit, suppression d'urine. Le lambeau inférieur de la plaie est mince, et présente un degré prononcé d'anesthésie. Injection de pilocarpine dans ce lambeau à la dose de 5 milligr.; même injection en un point symétrique de l'autre sein. Ces injections sont faites à 8 heures 30. A 8 heures 40, du côté sain, rougeur autour de la piqûre, légère humidité ; rien ne paraît sur le lambeau que la plaque blanchâtre de l'injection. Un peu plus tard sueurs de la face, où l'on voit perler quelques gouttes de sueur ; un peu de salivation.

Obs. II. — Pierre C., âgé de 14 ans, a subi pour un traumatisme grave l'amputation du bras gauche au tiers supérieur, et celle de la jambe droite au tiers inférieur, le 10 novembre 1879. — Le 30 novembre, accidents tétaniques. Une médication très-active reste sans résultat. — M. Letievant constate que la pression sur le trajet du saphène interne et du sciatique fait naître de fortes douleurs; le 1er décembre, il pratique la section du sciatique à la partie moyenne de la cuisse, du saphène interne à la face interne de la cuisse. — Guérison du tétanos. Le 1er février, toutes les plaies sont cicatrisées. — L'opéré prétend que la jambe droite sue bien plus que la gauche, mais il n'a pas été possible de constater le fait d'une façon positive. — Des injections de pilocarpine sont pratiquées à diverses reprises en des points symétriques des deux jambes, pour explorer la fonction sudorale suivant la méthode de M. Straus. — 3 février. Injection de 2 milligr. au centre de la plaque anesthésique du sciatique, en un point insensible à la piqûre. Même injection au point symétrique de la jambe saine, à 9 heures 40 minutes ; à 9 heures 45 minutes, côté sain, autour de la petite plaque blanche produite par l'injection, rougeur de 3 à 4 centimètres ; rien à la jambe opérée. A 9 heures 48 minutes, côté sain, la peau est légèrement humide dans toute l'étendue de la plaque rouge ; rien du côté opéré. Malgré la faible dose employée, il se produit une salivation abondante, mais pas de sueurs générales. — 4 février. Mêmes injections, de la même dose et aux mêmes points. On n'observe qu'une légère rougeur autour de la piqûre du côté sain.

Ces deux observations paraîtront sans doute concluantes : la fonction sudorale, explorée par la pilocarpine, s'est montrée évidemment diminuée dans les régions anesthésiées par les sections nerveuses. Il sera désormais très-utile de multiplier les observations de ce genre ; c'est là un moyen d'arriver à connaître la distribution des fibres excito-sudorales dans les nerfs périphériques chez l'homme.

§ 2. — Maladies du sympathique.

L'hyperidrose de la moitié de la tête et du cou est un phénomène constant après la section du sympathique cervical chez les animaux. Dupuy, d'Alfort, l'avait fort bien observé dans son expérience célèbre de l'arrachement des ganglions cervicaux. Une perturbation analogue de la sécrétion sudorale est fréquemment notée chez l'homme dans les cas de lésions spontanées ou traumatiques du sympathique cervical. On trouvera de nombreuses observations de ce genre dans les mémoires où il est traité des maladies du sympathique, en particulier dans les monographies de Nicati, d'Eulemburg et Gutman, de Rendu et de Trumet de Fontarce. Il est digne de remarque, en effet, que les troubles de la sécrétion sudorale sont assez rarement mis en relief dans les affections des nerfs cérébro-spinaux, tandis qu'ils le sont au contraire à peu près constamment dans les cas de lésions du sympathique. De tous ces faits, je ne puis évidemment rapporter ici qu'un nombre très-restreint.

Dans un cas bien connu du professeur Verneuil, a ligature de la carotide avait été pratiquée pour une tumeur de la parotide; peu de temps après l'opération, se manifestèrent les symptômes de la paralysie du sympathique cervical : atrésie persistante de la pupille, dilatation vasculaire, élévation de la température et transpiration abondante du côté opéré. Des troubles analogues sont produits par les tumeurs de la région latérale du cou ou de l'orifice supérieur du thorax, les anévrysmes de l'aorte, etc. (1) — Gutman rapporte l'observation d'un forgeron tuberculeux, chez lequel le trajet du sympathique cervical gauche était douloureux à la pression : le côté correspondant de la face se couvrait de sueurs sous l'influence de l'exercice musculaire ou seulement de la contraction des muscles de la face ; cette hypersécrétion sudorale s'arrêtait exactement à la ligne médiane.

Je dois à M. le professeur Perroud, de Lyon, une observation d'hémidrose faciale causée très-probablement par une lésion du sympathique cervical.

Obs. III. — A. D. blanchisseuse, 73 ans, entre à l'hôpital pour un catarrhe bronchique; à première vue, on est frappé d'une sorte d'asymétrie faciale très-prononcée. Tout le côté gauche de la face présente une rougeur érythémateuse très-prononcée, qui s'avance jusqu'à la ligne médiane, et s'étend au pavillon de l'oreille et à la partie supérieure du cou. Toutes ces parties sont notablement plus chaudes que les parties homologues du côté opposé; elles sont de plus, et d'une manière permanente, couvertes de sueurs, quelquefois peu abondantes, mais parfois aussi assez copieuses pour couler le long de la joue. La conjonctive de l'œil gauche est fortement congestionnée depuis quelques semaines et laisse parfois suinter, surtout le matin, une fine pluie de sang sans fissure ni excoriation évidente. Des douleurs sus et périorbitaires annoncent habituellement cette transsudation sanguine. Rien du côté de la pupille. Le globe de l'œil n'est ni plus ni moins saillant d'un côté que de l'autre. Rien au cou sur le trajet du sympathique. Les accidents précédents persistaient avec les mêmes caractères, quand la malade fut, un mois après, perdue de vue.

L'hypersécrétion sudorale paraît ne pas coïncider toujours avec la paralysie vaso-motrice.

---

(1) Rosenthal, *Traité des maladies du système nerveux*, p. 802 et 804.

Dans un fait de Domanski, de paralysie traumatique du sympathique, le côté gauche, siége du traumatisme, est plus chaud que le droit, mais jamais ne présente, même par les grandes chaleurs, de sueurs appréciables (1). Eulemburg, qui a observé des faits analogues, conclut que les faits pathologiques plaident en faveur d'une distinction entre les nerfs sécrétoires et les nerfs vasculaires de la peau.

Un malade de Séguin présentait une suppression de la sueur du côté droit de la face et du cou, même quand il y avait une transpiration abondante du côté gauche; à l'autopsie, on trouva le sympathique cervical droit adhérent à la gaîne des vaisseaux et du pneumogastrique, avec injection vive du ganglion supérieur et des parties adhérentes (2).

Il y a quelques observations d'hyperidroses, non plus limitées au cou et à la face, mais très-étendues ou même généralisées et qui paraissent dues à des lésions du sympathique. Wood (3) relate l'histoire d'un malade atteint d'une tumeur abdominale qui très-probablement intéressait les plexus du sympathique abdominal; cet homme présentait des sueurs profuses unilatérales, et ces sueurs coïncidaient avec une constipation opiniâtre. Mêmes phénomènes, sueurs profuses et constipation, dans un cas publié par le même auteur, de tumeur abdominale comprimant le plexus solaire.

Il n'est pas facile actuellement de fournir une interprétation générale, applicable à tous ces faits. M. Nicati, dans la description méthodique qu'il nous donne de la paralysie du sympathique cervical, partage les symptômes observés entre trois périodes. La première, période prodromique ou d'irritation, est en effet caractérisée par des phénomènes d'excitation, comparables à ceux que l'on obtient chez les animaux par la galvanisation du cordon cervical, l'hypersécrétion sudorale y fait défaut; la deuxième période, première phase de la paralysie, réalise de tout point chez l'homme les effets de la section du cordon cervical, les sueurs y sont fréquentes et

(1) *Canstatts*. 1876, t. II, p. 126.
(2) *Amer. Journ. of. médic. scienc.*, oct. 1872.
(3) *Americ. J. of. médic. sc.*, avril 1870.

abondantes; dans la troisième période, mêmes symptômes de paralysie, auxquels s'ajoutent des lésions atrophiques : la sécrétion sudorale est alors nulle ou notablement diminuée.

L'hypersécrétion sudorale est donc un phénomène le plus souvent associé aux phénomènes paralytiques dans les cas de lésions du sympathique, tandis que, dans les cas de lésions des nerfs cérébro-spinaux, nous l'avons vue généralement associée aux phénomènes d'excitation.

Des maladies du sympathique, il faut rapprocher le goître exophthalmique, l'aplasie lamineuse et la migraine. Les troubles de la sécrétion sudorale ont été plusieurs fois observés dans la maladie de Basedow. Dans un cas observé par Fr¨nkel (1), il y avait hyperidrose de la moitié gauche de la face; à l'autopsie, on trouva des dilatations variqueuses des vaisseaux du sympathique cervical gauche. —Dans une observation de trophonévrose faciale publiée par Brunner (2) outre les phénomènes habituels de la maladie, l'auteur note la suppression de la sécrétion sudorale; par la galvanisation du grand sympathique, la moitié correspondante de la face se couvre d'une vive rougeur et d'une transpiration abondante.

La migraine est généralement considérée comme une maladie du sympathique, de nature spasmodique d'après du Bois-Reymond, de nature paralytique au contraire d'après Mollendórf. Des troubles de la sécrétion sudorale sont parfois observés pendant l'accès; la joue peut être alors le siége d'une sécrétion sudorale exagérée (3). Eulemburg et Berger ont également signalé l'éphidrose faciale pendant l'hémicrânie; le malade dont parle Berger présentait en outre une hypersécrétion salivaire tellement abondante que pendant l'accès il rendait environ deux litres de salive filante.

§ 3. — Maladies de la moelle.

Dans certains cas de *fractures de la colonne vertébrale*, Leyden a noté sur les membres une abondante sécrétion de

---

(1) *Canstatts*, 1874, t. II, p. 174.
(2) Cité par Rosenthal, p. 795.
(3) Vulpian, *Vaso-mot.*, t. II, p. 634.

sueur ; l'auteur ne dit pas quelle lésion médullaire pouvait faire présumer les symptômes concomitants (1).

Des perturbations de l'appareil sudoripare ont été observées dans la *myélite aiguë :* la sécrétion est tantôt augmentée, tantôt diminuée. Leyden rapporte le fait suivant : chez un malade qui, par suite d'une myélite aiguë, est atteint depuis une année de paralysie avec contracture des membres pelviens, la partie inférieure du corps est couverte de sueurs profuses, tandis que la partie supérieure reste sèche. Même fait dans un cas de plaie par armes à feu de la moelle dorsale inférieure avec paralysie incomplète. Inversement, Ollivier et Biermer ont vu la moitié supérieure du corps inondée de sueurs, tandis que les jambes et la moitié inférieure du tronc restaient complétement sèches (Leyden).

Dans plusieurs observations de myélite aiguë qui m'ont été communiquées, on a plusieurs fois noté une hyperidrose considérable : mais ces faits sont complexes et d'une interprétation difficile. Tous ces malades avaient de vastes eschares sacrées et présentaient les frissons et les grands accès fébriles de la septicémie. Il est difficile de faire, dans le trouble de la sécrétion sudorale, la part de la lésion médullaire et celle de la septicémie.

Dans un cas de *paralysie infantile*, Leyden a vû dans les membres paralysés une exagération notable de la sécrétion sudorale : les membres paralysés sont un peu cyanosés et tuméfiés, leur température est presque toujours au-dessous de celle du côté opposé, souvent aussi ils sont couverts de sueurs froides.

Le même auteur fait remarquer que dans la *sclérose diffuse* il est fréquent de constater aux membres inférieurs une diminution de la température avec sécrétion exagérée de la sueur.

Fromann, Friedereich, Wunderlich ont signalé une hypersécrétion sudorale excessive dans l'*atrophie musculaire progressive*, surtout lorsque la maladie est ancienne et qu'elle se généralise rapidement.

---

(1) *Traité des maladies de la moelle.*

D'après Eulemburg (*Pathologie du sympathique*), l'*ataxie locomotrice* s'accompagne quelquefois d'hypersécrétion sudorale dans les membres atteints.

Les sueurs sont très-abondantes dans le *tétanos*, mais il est difficile de distinguer dans leur pathogénie l'influence des contractions musculaires violentes de celle due à l'excitabilité exagérée des centres médullaires.

Dans quelques cas de *tumeur de la moelle* réalisant le syndrome hémiparaplégie, on a constaté l'augmentation ou la diminution de la sécrétion sudorale : ce désordre existe toujours du côté de la lésion médullaire, ce qui prouve que les nerfs de la sueur suivent les mêmes voies que ceux des muscles et des vaisseaux. (Vinot, Th., 1876.)

Les observations sont encore trop rares et trop incomplètes pour nous permettre autre chose que des hypothèses sur la physiologie pathologique de ces troubles sudoraux dans les maladies de la moelle. On peut prévoir que les lésions irritatives produiront l'exagération et les lésions destructives la diminution de la sueur ; à ce point de vue, il sera désormais très-important de noter avec quels désordres de la motilité et de la sensibilité coïncident ces deux états de la sécrétion sudorale.

§ 4. — Maladies des centres encéphaliques.

L'expérimentation prouve qu'il existe dans le bulbe un centre réflexe pour la sécrétion salivaire, et les observations pathologiques démontrent que certaines affections bulbaires, a paralysie labio-glosso-laryngée par exemple, présentent au nombre de leurs symptômes une hypersécrétion salivaire quelquefois très-abondante. Nous savons, depuis les expériences de Nawrocki, qu'il existe très-probablement dans le bulbe un centre sudoral destiné aux actions sudorales générales ; les pathologistes n'ont point encore observé de troubles de la sécrétion sudorale dans les maladies du bulbe (1).

Des sueurs morbides peuvent être observées au cours d'un

(1) V. Thèse d'agrég. de Hallopeau, *Des paralysies bulbaires*.

grand nombre d'états pathologiques de l'encéphale. Il n'est pas facile d'en donner une interprétation acceptable ; on ne peut guère les attribuer à une excitation de certaines parties du cerveau ; les expériences de M. le professeur Vulpian ne seraient pas favorables à cette interprétation ; l'excitation de l'écorce ne produit point l'hyperidrose, pas plus que l'excitation de la base du cerveau. D'autre part, ces sueurs cérébrales accompagnent généralement les symptômes de dépression plutôt que les symptômes d'excitation. Du reste, il en est ainsi à l'état normal : les sueurs abondantes du sommeil, surtout chez les individus affaiblis, en sont la preuve.

Des sueurs profuses sont souvent observées à la période comateuse des méningites aiguës, de la méningite tuberculeuse ; dans les traumatismes cérébraux, commotion et contusion ; dans l'hydrocéphalie ; enfin dans l'apoplexie.

Les anciens attachaient une grande valeur pronostique aux caractères des sueurs dans l'apoplexie. « Des sueurs abondantes et chaudes s'élevant en vapeur autour du corps du malade, donnent lieu à un pronostic avantageux, si d'ailleurs les autres signes se présentent sous de favorables auspices. Au contraire, il faut mal augurer des sueurs peu abondantes, formées en gouttes rares, froides, épaisses et visqueuses (Double). Il vaudra mieux sans doute, pour établir le pronostic pendant la période apoplectique, tenir compte des troubles circulatoires et respiratoires.

On trouve dans le mémoire de Gubler (*Gazette hebd.* 1855) sur l'hémiplégie alterne, et dans la thèse de M. Chevalier (*Thèse Paris* 1876) sur la paralysie vaso-motrice, d'intéressantes observations sur l'état de la sécrétion sudorale dans certaines formes d'hémiplégie. Au début de l'hémiplégie alterne, il y a dans les membres paralysés une élévation thermique très-appréciable, de l'hypérémie et des troubles de diverses sécrétions, tels que sudation exagérée de l'aisselle et des membres paralysés. M. Chevalier rapporte un cas d'hémiplégie avec sueurs très-abondantes limité au côté paralysé, et il ajoute : on a même attaché une importance telle à ce symptôme, qu'on a voulu en faire le caractère pathognomonique d'une classe spéciale d'hémiplégie, qui a reçu le nom d'*hémiplégie sudorale.*

Récemment Adamkiewicz (C. R. *Soc. de physiol.* de Berlin, 12 décembre 1879) a rappelé l'histoire d'un malade de Sénator atteint de monoplégie brachiale; sur ce bras, on observait des spasmes et des sueurs abondantes qui y restaient exactement localisées; à l'autopsie, on trouva, dans l'hémisphère opposé et au niveau des centres psycho-moteurs, une collection purulente. Une autre cas analogue avait été vu à la Charité de Berlin. Ce sont ces faits de lésions corticales avec troubles de la sécrétion sudorale qui ont engagé Adamkiewicz à rechercher des centres sudoraux dans l'écorce cérébrale.

Il est bien probable que dans tous les cas de sudation de forme hémiplégique, les nerfs excito-sécréteurs entrent en jeu; car aujourd'hui nous ne pouvons plus guère accepter l'hypersécrétion sudorale sans une incitation nerveuse; mais on ne saurait encore dire d'où vient cette incitation chez le malade frappé d'hémiplégie ou de monoplégie d'origine cérébrale. Cependant s'il est vrai que cette hémidrose accompagne la paralysie vaso-motrice le plus souvent, trop de faits démontrent l'indépendance des deux phénomènes pour que nous puissions accepter que l'hypérémie paralytique provoque l'hypersécrétion sudorale.

Cette indépendance est d'ailleurs bien prouvée par l'exemple des sueurs émotives. Sous l'influence d'une émotion morale violente, de la peur, de la douleur, surtout de l'anxiété, la peau du visage, des mains et quelquefois de tout le corps se couvre de sueur; la peau peut rougir simultanément, mais le plus souvent elle pâlit et le liquide sécrété est froid et visqueux. Nous ne savons rien de bien certain de la physiologie pathologique de ces sueurs émotives.

Les sueurs profuses qui couvrent le corps de l'alcoolique en proie à un accès de *delirium tremens* s'expliquent autant par l'action de l'alcool et des contractions musculaires que par le trouble fonctionnel des centres nerveux. Double a observé chez certains aliénés des sueurs très-fétides. On a signalé également des sueurs profuses dans la *paralysie générale.*

Voici le résumé d'une observation de tumeur cérébrale où des sueurs abondantes ont été notées pendant les derniers jours de la vie. Cette observation appartient à M. Landouzy, qui a bien voulu me la communiquer.

Obs. IV. — Joseph S., 26 ans. Au commencement de 1875, chancre de la verge reconnu syphilitique à l'hôpital du Midi. Traitement antisyphilitique. Début des accidents cérébraux en mai 1876; ces accidents s'aggravent en juin 1878; à partir de cette époque la maladie évolue rapidement : hémiplégie faciale inférieure, gauche; hémiplégie gauche des membres avec contracture; ralentissement du pouls, vomissements, torpeur intellectuelle; puis, contracture des membres droits, perte de connaissance, résolution des quatre membres; pendant les quatre derniers jours, le corps du malade fut couvert de sueurs très-abondantes : la température cependant ne dépassait pas 38°. C'est le dernier jour seulement que l'ascension agonique atteignit 41°, 2. Cette succession de phénomènes avait conduit au diagnostic : syphilôme pariétal; méningite généralisée consécutive. L'autopsie fut refusée.

Il faut relever un fait important dans cette observation ; les sueurs copieuses ont paru dans les derniers jours, alors que tous les symptômes indiquaient une extension rapide de la méningite. Or, il est remarquable que de toutes les affections encéphaliques, la méningite est celle qui provoque le plus souvent la sudation profuse; s'agirait-il, dans ces cas de sueurs méningitiques, d'une excitation des centres corticaux? Nous avons vu qu'Adamkiewicz s'appuie sur l'observation des faits cliniques pour admettre l'influence des centres encéphaliques sur la sécrétion de la sueur.

Les névroses doivent sans doute frapper l'appareil nerveux de la sueur, comme elles frappent les appareils sensitif moteur et vaso-moteur. Les troubles de la sécrétion sudorale ne sont pas rares *dans l'hystérie*. Sydenham avait observe déjà que des sueurs abondantes se montrent souvent chez les femmes nerveuses, tantôt bornées aux mains, aux pieds, au col, à la face, quelquefois étendues à tout un côté du corps, ou même générales. Chez une hystérique, pendant les périodes anuriques, tout le corps était inondé de sueurs; les vomissements étaient alors moins abondants ou même suspendus (Martin, Th., 1876). Le même observateur rapporte deux faits d'hémidrose hystérique : pendant que l'un des côtés du corps restait sec, l'autre suait abondamment.

Je ne dirai rien des sueurs profuses qui suivent souvent la grande attaque épileptique et qui sont dues aux violentes contractions de la période convulsive, ainsi qu'à l'épuisement de l'encéphale. Mais il est une forme singulière d'hyperidrose épileptique, peu connue, et sur laquelle le professeur Renaut vient incidemment d'appeler de nouveau l'attention (1).

Des phénomènes nombreux et divers, moteurs, sensitifs, sensoriels, intellectuels annoncent le début de la grande attaque : ce sont les auras dont il existe par conséquent une grande variété. Ces mêmes phénomènes peuvent aussi constituer toute l'attaque épileptique : c'est le petit mal. Or, parmi ces phénomènes, il faut ranger l'hyperidrose. Il y a des auras sudorales et un petit mal sudoral. Emminghaus a publié deux faits de ce genre (2). — Une femme de 45 ans, d'ailleurs bien portante, se plaint que de temps en temps, durant son travail, elle est prise de poussées sudorales subites, sans cause, et en tout cas indépendantes de tout effort musculaire ou de toute émotion morale. Ces sueurs sont accompagnées d'un sentiment intime de faiblesse et d'un léger vertige, qu'elle peut faire cesser en s'asseyant aussitôt. Cette femme dit que dans sa jeunesse elle a eu des attaques d'épilepsie. — Un jeune homme épileptique a de temps en temps des sueurs subites que rien ne provoque ; il ne peut dire si au même moment il a du vertige.

Ferrier donne des auras sensitives la même interprétation physiologique que Jackson des convulsions : ce sont des décharges subites d'influx nerveux accumulé dans les zones corticales auxquelles ce physiologiste attribue le rôle de centres corticaux sensitifs. Les auras sudorales sont-elles susceptibles d'une interprétation analogue ? On sait d'autre part que l'on tend de plus en plus aujourd'hui à considérer l'épilepsie comme une maladie cérébrale et non plus bulbaire. Il est donc assez logique de penser que la plupart des manifes-

(1) *Lyon médical*, 25 janvier 1880.

(2) *Revue des sc. médic.*, t. VI. p. 579.

tations de cette maladie ont leur point de départ dans le cerveau.

La fonction sudorale n'a pas encore été beaucoup explorée dans les maladies de l'encéphale. A ce titre, voici deux observations intéressantes que je dois à M. Gille, interne des hôpitaux.

Obs. V. — Hémianesthésie et hémiplégie gauche par hémorrhagie cérébrale. Injection de 2 centigr. de pilocarpine. Après quelques minutes, sueurs abondantes, mais beaucoup plus abondantes du côté de l'anesthésie que de l'autre. A chaque injection, on obtient le même résultat, quel que soit d'ailleurs le côté où l'injection ait été pratiquée. — Ultérieurement, l'état de ce malade s'est amélioré; l'anesthésie a presque complétement disparu et la paralysie motrice a beaucoup diminué.

Obs. VI. — Hémiplégie gauche avec hémianesthésie, due à l'intoxication saturnine. Injection de pilocarpine à 2 centigr. Sueurs abondantes, toujours plus prononcées à gauche qu'à droite. Amélioration notable : l'hémiplégie finit par disparaître presque complétement.

M. le professeur Lépine, de Lyon, a bien voulu me communiquer une observation d'hémiplégie cerébrale due probablement à un foyer hémorrhagique et où la fonction sudorale a été également explorée.

Obs. VII. — Hémiplégie gauche ancienne avec paralysie à peu près complète du membre supérieur; un peu de contracture secondaire; excès de chaleur dans le côté paralysé. — Injections de pilocarpine qui provoquent une sudation générale. — La transpiration est toujours plus abondante du côté gauche paralysé.

Ainsi la fonction sudorale est plus active du côté de la paralysie, quand il s'agit d'une lésion cérébrale. Nous avons vu que M. Straus incline à considérer l'intégrité de la fonction sudorale comme un caractère de la paralysie faciale d'origine centrale. Cette fonction est au contraire diminuée ou abolie dans la paralysie périphérique; peut-être est-elle également diminuée ou abolie dans les hémiplégies spinales.

Comme l'expérimentation, l'observation des faits pathologiques peut donc servir à mettre en lumière l'influence du système nerveux sur la sécrétion de la sueur. Sans doute, il y a encore bien des obscurités. Cependant peut-être est-il permis de tirer de ce rapprochement quelques conclusions. Pour ce qui est des nerfs périphériques, les deux ordres de faits physiologiques et pathologiques semblent bien prouver l'existence de fibres spéciales excito-sécrétoires, dont l'excitation provoque l'hypersécrétion sudorale. Si ce résultat est constamment obtenu par l'excitation du bout périphérique du sciatique coupé chez le chat, il ne fait pas défaut dans beaucoup d'affections des nerfs dont le caractère irritatif est bien évident, comme les névralgies, les névrites aiguës et subaiguës. Inversement, la sueur spontanée ou provoquée est supprimée chez le chat par la section du sciatique, lorsque la dégénérescence paraît dans le bout périphérique ; de même chez l'homme les paralysies des nerfs cérébro-spinaux s'accompagnent souvent d'une sécheresse remarquable du tégument (Weir Mitchell) ou d'un retard très-marqué de la sudation locale provoquée par la pilocarpine (Straus).

Les faits physiologiques et pathologiques concordent également quand il s'agit de l'influence du grand sympathique. La section du cordon cervical du sympathique chez les animaux provoque une sudation abondante dans toute la moitié correspondante de la tête et du cou ; chez l'homme, la paralysie de ce cordon nerveux présente également au rang de ses symptômes l'hémidrose faciale ; enfin, comme l'excitation du cordon cervical arrête la sudation chez l'animal en expérience, de même, dans la première période des affections du sympathique cervical, l'hypersécrétion sudorale fait défaut (Nicati).

Nous avons insisté déjà sur ce fait bien remarquable que l'hyperidrose est associée aux phénomènes d'excitation dans le cas d'affection des nerfs cérébro-spinaux, et au contraire, le plus souvent aux phénomènes paralytiques dans le cas d'affection du grand sympathique. Cette sorte d'opposition que manifestent les faits pathologiques dans l'influence qu'exercent sur la fonction sudorale les deux systèmes nerveux cérébro-spinal et sympathique, rend de plus en plus probable cette hypothèse que M. le professeur Vulpian proposait dès 1875, dans ses leçons sur l'appareil vaso-moteur (1) Il est possible que les glandes sudoripares soient soumises à une double influence nerveuse : l'une incitatrice, l'autre modératrice. Les faits précédemment exposés sembleraient prouver que les fibres incitatrices sont contenues dans les nerfs cérébro-spinaux et les modératrices dans les rameaux du sympathique. Nous verrons que cette théorie peut donner une explication satisfaisante d'un certain nombre de sueurs morbides.

Récemment, Heidenhain (2) a repris sous une autre forme l'hypothèse de la double innervation des appareils glandulaires; ses observations ont porté sur la sous-maxillaire : il admet deux espèces de nerfs préposés à la sécrétion; les uns sécrétoires contenus dans la corde du tympan, et dont l'excitation provoque l'issue par le canal de Warton d'une salive claire, fluide, abondante; les autres, nerfs trophiques, contenus dans les filets du sympathique, dont l'excitation provoque la formation et l'excrétion des matériaux solides de la salive.

Pour ce qui est des centres sudoraux médullaires, bulbaires et encéphaliques, il n'est pas encore possible d'établir une comparaison fructueuse entre les faits pathologiques et ceux fournis par l'expérimentation. Les observations cliniques sont trop peu nombreuses et trop incomplètes. Nous avons vu quelques maladies de la moelle s'accompagner d'augmentation ou de diminution de la sécrétion sudorale : il est vraisemblable que des centres sudoraux médullaires existent chez l'homme comme chez les animaux. Dans certaines maladies de l'encéphale et particulièrement dans le cours des méningites, on a souvent observé des sueurs générales profuses; et, dans d'autres affections encéphaliques, des sueurs partielles, limitées aux membres paralysés (hémiplégies sudorales, obs. d'Adamkiewicz). On peut donc présumer qu'il existe aussi dans les centres encéphaliques, et peut-être même dans l'écorce cérébrale et cérébelleuse, des régions qui ne sont pas sans influence sur la fonction sudorale.

---

(1) T. II, p. 502.

(2) *Archiv. fur gesam. Physiolog.*, XVII, p. 1.

CHAPITRE III

ÉPHIDROSES. — HYPERIDROSES. — CHROMIDROSE. HÉMATIDROSE.

Il convient de placer à la suite des sueurs observées dans les maladies du système nerveux, certains désordres de la sécrétion sudorale où l'influence du système nerveux est souvent incontestable. Ces désordres constituent généralement toute la maladie et ne se rattachent pas directement à un état pathologique antérieur; ce sont les éphidroses, ou sueurs locales; les hyperidroses ou sueurs généralisées; la chromidrose ou sueur colorée; enfin l'hématidrose ou sueur de sang.

§ 1. — Éphidroses. — Hyperidroses.

Sueurs des mains. — J. Franck rapporte la curieuse observation d'un homme chez lequel une transpiration continue était limitée à l'espace triangulaire situé entre le pouce et l'index de la main gauche. Un fait analogue, quant à l'extrême localisation de la sudation, est citée par Desbrousse-Latour (1) : à la suite d'une brûlure superficielle de la main gauche, de grosses gouttes de sueur apparaissaient fréquemment et seulement sur la région atteinte par la brûlure qui d'ailleurs avait conservé une coloration brunâtre.

Plus souvent l'éphidrose s'étend à toute la main. Cette éphidrose manuelle est assez fréquente chez les femmes nerveuses. L'hypersécrétion peut être portée assez loin pour constituer une véritable infirmité: on voit les femmes qui en sont affligées s'essuyer les mains à chaque instant; beaucoup sont obligées de renoncer à leurs occupations habituelles. La sueur des

(1) Thèse, Paris, 1873.

mains est souvent encore, chez la femme nerveuse, une des manifestations possibles de ce branle-bas général dont parle Ricord, de ce réveil des névroses que provoque la syphilis à la période secondaire. Cette sueur est abondante et très-incommode; elle peut durer jusqu'à trois semaines et même un mois; elle cède, comme les autres accidents qu'elle accompagne, au traitement spécifique (1).

Chez les dyspeptiques, dans certaines névroses douloureuses, on peut encore constater cette sueur froide et visqueuse des mains. C'est un phénomène sympathique, réflexe.

L'éphidrose manuelle habituelle n'appartient pas seulement aux femmes nerveuses.

Chrestien a publié l'intéressante observation d'un homme qui, quelques mois après une fracture de l'avant-bras gauche, vit sur la main et l'extrémité inférieure de l'avant-bras droit paraître une rougeur diffuse et sur cette plaque rouge se développer une hyperidrose très-abondante pendant les chaleurs de l'été (2).

Enfin cette éphidrose est quelquefois périodique; peut-être même, dans le cas de Cuignet (3), doit-elle être considérée comme une espèce peu connue de fièvre intermittente larvée. Une dame suait périodiquement de la main droite; chaque accès était précédé d'une sorte de frisson local avec sensation de froid, la chaleur paraissait ensuite, puis la sueur très-abondante et qui marquait la fin du paroxysme. Le sulfate de quinine fut donné avec succès.

Sueurs axillaires. — A l'état normal, la sueur de l'aisselle est alcaline. Chez certains individus, l'abondance de la sécrétion devient fort incommode et provoque des accidents locaux, tels que l'eczéma, l'intertrigo, l'hydrosadénite (Verneuil), point de départ habituel des abcès tubéreux. La fermentation acide du liquide sécrété est la cause de ces complications que des soins hygéniques suffisants peuvent toujours prévenir. L'odeur de cette sueur est souvent ammoniacale. Spring

---

(1) Fournier, *La syphilis chez la femme.*

(2) *Gaz. hebd.*, 1873.

(3) *Gaz. hebd.*, 1873.

raconte qu'à la suite d'un vaste phlegmon du bras dont il fut atteint, la sueur de l'aisselle du même côté présenta chez lui une odeur cadavéreuse pendant plusieurs mois.

Sueurs aux pieds. — On connaît peu les causes de cette sueur locale. Lobstein la croyait héréditaire et même contagieuse (1). Rien n'est moins prouvé. C'est le plus souvent une affection locale et accidentelle. Ortéga rappelle une observation curieuse où elle parut après une congélation des orteils (2). Elle débute pendant l'enfance, l'adolescence et même l'âge adulte ; elle est plus fréquente chez l'homme que chez la femme. Toutes les constitutions y sont exposées, les hommes robustes comme ceux qui sont débilités et lymphatiques. Il est fort important, dans la question du traitement, de prendre en très-sérieuse considération cet état général de l'individu.

La sécrétion sudorale est très-active sur les faces latérales des orteils; pendant les chaleurs de l'été, elle peut atteindre des proportions considérables. La peau constamment imbibée du liquide sudoral s'altère rapidement, l'épiderme devient blanchâtre, comme macéré. Si les soins de propreté sont négligés, des lésions plus sérieuses se développent : l'intertrigo, l'eczéma, un état congestif subinflammatoire habituel des orteils, enfin des ulcérations plus ou moins profondes et qui paraissent soit au niveau des commissures, soit autour des ongles. La marche est alors difficile et parfois s'accompagne de très-vives douleurs.

D'après Donné, cette sueur serait alcaline, avant toute décomposition; elle est surtout extrêmement fétide, et devient souvent une triste infirmité. Cette odeur très-pénétrante s'attache aux vêtements et aux chaussures. Quelle en est la cause? Hébra l'attribue à la décomposition de la sueur qui, au moment de la sécrétion, ne présenterait pas d'autre altération que son extrême abondance ; l'auteur fait remarquer, d'ailleurs avec raison, que cette odeur est d'autant plus forte que les soins

(1) Lobstein, Soc. médic. d'émulation, 1815.
(2) Ortega, *Bulletin de thérapeutique*, XC, p. 173.

de propreté sont plus négligés. D'après M. Robin, cette sueur contiendrait de la leucine qui se décompose facilement et donne naissance à un produit très-odorant, le valérate d'ammoniaque. Chevreul depuis longtemps a fait observer que les principes gras de l'enduit sébacé, au contact d'un liquide aqueux comme la sueur, donnent des acides volatiles très-fétides. On sait enfin que Barruel a démontré l'existence dans le sang d'un principe odorant retenu dans une combinaison qui le masque à l'état normal, mais qui peut être mis en liberté sous certaines influences locales ou générales ; devenu libre, ce principe serait éliminé surtout par les glandes sudoripares.

Lobsten et Mondière croyaient très-fermement aux funestes effets de la suppression de la sueur aux pieds. Ce n'est qu'un vieux préjugé, dit Hébra, dont le médecin fera bien de se débarrasser, et l'auteur conseille de ne jamais hésiter à traiter et à guérir cette infirmité.

Cependant il y a des faits d'observation dont il faut bien tenir compte. Trousseau et Pidoux, M. le professeur Hardy, M. Doyon pensent qu'il n'est pas toujours sans inconvénient de supprimer cette sécrétion exagérée devenue habituelle.

Donc, avant tout traitement, il faut s'enquérir de l'état général. Si l'individu est robuste, il n'y a aucun inconvénient à faire disparaître son infirmité; s'il est diathésique, sur la pente de la tuberculose par exemple, il faut se borner à rendre cette infirmité plus supportable. Le traitement curatif est très-simple. M. Hardy (1) fait envelopper la partie malade avec du diachylon, le pansement est renouvelé chaque matin, et pendant toute la durée du traitement le malade garde le lit. Après guérison complète, il est bon de saupoudrer les pieds et les chaussures avec une poudre astringente et désinfectante. Hébra (2) conseille d'appliquer sur les pieds et les orteils un linge recouvert d'un mélange d'emplâtre diachylon et d'huile de lin à parties égales, l'application doit être très-exacte,

(1) Hardy, leçon faite à Saint-Louis. *Gaz. des hôp.* 1873 et *Traité de path. int.*

(2) *Traité des maladies de la peau.*

répétée matin et soir et chaque fois précédée d'une friction avec une pièce de linge sèche. Ce traitement dure douze à quinze jours et généralement est suivi de guérison. Ortega, dans le fait déjà cité, avait employé avec succès une solution au centième de chloral. Si, la suppression de la sueur obtenue, il survenait quelques accidents, il faut s'efforcer de rappeler la sécrétion pathologique. M. Hardy emploie les applications émollientes, le cataplasme ordinaire; M. Doyon, un mélange à parties égales de poudre de chaux et de poudre de chlorhydrate d'ammoniaque; ce mélange est répandu sur du coton cardé dont les pieds sont enveloppés chaque soir, le pansement recouvert d'un taffetas gommé est gardé en place toute la nuit.

Sueurs aux jambes. M. le professeur Verneuil a signalé comme un signe fréquent des varices profondes une exagération habituelle et notable de la sécrétion sudorale ; cette éphidrose s'accompagne souvent de démangeaison, d'éczéma, d'érythème. Le fait est important à noter au point de vue du diagnostic souvent difficile des varices profondes.

De cette éphidrose on peut rapprocher celle qui survient au scrotum dans les cas de varicocèle et s'accompagne également d'érythème, d'intertrigo et d'eczéma.

Ephidrose parotidienne. — Elle occupe assez exactement la région de la glande parotide. Elle n'est pas continue, mais généralement intermittente et ne paraît qu'au moment des repas, pendant la mastication. Cette éphidrose n'est pas très-rare. J'en ai observé un bel exemple dans le service de mon maître, M. Gallard ; chez un homme, dès que des aliments sapides avaient pénétré dans la bouche, on voyait paraître dans la région parotidienne un grand nombre de fines gouttelettes de sueur qui bientôt, de plus en plus abondantes, se transformaient en un véritable flux sudoral. L'hyperidrose cessait avec la mastication.

La sudation dépasse quelquefois la région parotidienne et se manifeste sur les régions voisines, et même sur une étendue considérable de la face.

Dans tous les cas, un traumatisme se rencontre à l'origine

du mal : plaie, abcès incisé de la parotide, et souvent le malade en porte encore la cicatrice. L'oblitération du canal de Sténon existe le plus souvent simultanément; pendant que la joue se couvre de sueurs, la moitié correspondante de la muqueuse buccale reste sèche, et la turgescence de la parotide, dont les voies d'excrétion sont oblitérées, peut devenir légèrement douloureuse.

On a beaucoup discuté sur la nature de ce mal. Est-ce une transsudation de la sécrétion parotidienne, conséquence de l'oblitération du canal de Sténon? Est-ce une sueur locale? P. Bérard croyait encore à la transsudation. Aujourd'hui il est bien démontré qu'il s'agit d'une sueur locale. Il n'est pas moins évident que cette hyperidrose est due à une influence nerveuse. Toujours il existe une lésion antérieure des nombreux filets nerveux qui couvrent la région parotidienne. Peut-être cette lésion développe-t-elle un excès d'excitabilité dans les centres ou les filets terminaux des nerfs sécréteurs. Cette excitabilité est ensuite mise en jeu par l'impression des aliments sapides sur les nerfs du goût. Le professeur Brown-Séquard a fait connaître, en 1859, cette curieuse influence de l'excitation des nerfs du goût sur la sécrétion sudorale de la face. L'illustre physiologiste citait même son exemple personnel : chez lui, dès que les nerfs du goût sont vivement excités, non-seulement la région parotidienne, mais la face tout entière se couvre d'une sueur abondante. L'éphidrose parotidienne est donc le plus souvent une sueur locale de nature réflexe (1).

Éphidrose faciale. — Comme celle de la région parotidienne, elle est souvent réflexe et due à l'excitation des nerfs du goût. Kastremski donne, dans les *Mémoires de l'Académie de médecine* en 1840, l'observation d'un homme qui suait abondamment de la joue droite seulement quand il mangeait un aliment salé ou de haut goût.

L'hypersécrétion tantôt s'étend à toute la face, tantôt reste

---

(1) Brown-Sequard, *Journal de physiologie*, 1859.

toujours unilatérale. Leudet a publié un cas d'hémidrose faciale de ce genre.

Dans une observation de M. A. Ollivier (1), l'éphidrose faciale était exactement localisée à la région de la face innervée par la branche maxillaire supérieure du trijumeau. Sur le dos du nez, la sueur dépassait un peu la ligne médiane, ce qui peut très-bien s'expliquer par l'entrecroisement des filets terminaux des deux nerfs maxillaires supérieurs. Au moment du paroxysme de la sudation, toute la région se couvrait d'une vive rougeur. Chez ce malade, l'affection paraissait héréditaire. L'exacte circonscription de cette éphidrose au territoire cutané d'une branche nerveuse est intéressante à noter au point de vue de la physiologie pathologique.

L'éphidrose faciale et cervicale a été signalée par Fritz (2) comme un signe de la thrombose des sinus intra-crâniens. Dans un fait récent (3), l'hémidrose faciale paraissait due à une oblitération de la fosse nasale correspondante; dès que le malade parlait, la moitié droite de la face se couvrait de grosses gouttes de sueur; l'oblitération nasale fut traitée et guérie, la sueur locale disparut à peu près complétement.

De Grœfe a vu quatre exemples d'éphidrose palpébrale. La peau de la paupière présentait une hypérémie très-marquée et sur cette plaque rouge examinée à la loupe, on voyait, à l'occasion d'un effort, d'une émotion, un liquide fluide et clair s'échapper par une foule de très-petits orifices.

Sueurs unilatérales. — Il y a des faits assez nombreux aujourd'hui où l'éphidrose est assez exactement localisée à une moitié du corps. Tantôt cette hypersécrétion sudorale est continue, plus souvent elle se manifeste sous l'influence de la chaleur, du mouvement, des émotions; elle est aussi plus active dans les régions vasculaires, par exemple à la face.

Les faits anciens sont réunis dans J. Franck et dans la thèse

---

(1) *Soc. Biologie*, 1873.
(2) *Gaz. hebd.*, 1860.
(3) *Lyon médic.*, juillet 1879.

de Desbrousse-Latour. La plupart ont été vus chez des femmes nerveuses. Franck raconte l'histoire d'une dame de Côme qui suait si fort de tout le côté gauche que, pendant l'été, elle était obligée de changer très-fréquemment la manche gauche de son vêtement; même observation chez une jeune fille de douze ans, atteinte depuis six ans d'une hyperidrose telle qu'il lui était impossible de lisser ses cheveux. Dans ces deux cas il s'agissait du côté gauche; nous savons que les manifestations nerveuses de l'hystérie sont plus fréquentes à gauche qu'à droite.

Meschede a publié l'observation d'une hémidrose très-prononcée surtout au visage; le malade, idiot, mourut du choléra. A l'autopsie, on trouva une hyperostose des os du crâne et une dégénérescence kystique des deux reins; l'auteur s'est demandé s'il y a un rapport entre la lésion rénale et le trouble de la sécrétion sudorale (1).

M. Dally a rapporté l'histoire d'un homme de 48 ans, atteint depuis sa naissance d'une sorte d'anidrose de tout le côté droit. Cette moitié du corps paraît plus volumineuse, plus dense, plus rouge ; la main droite est souvent violacée pendant l'hiver : la température est inférieure de 0° 5, à celle du côté gauche : sous l'influencedes exercices, de la chaleur, le côté gauche suait facilementet le droit jamais. La chaleur extrême de 75° était même impuissante à provoquer la sudation à droite. M. Dally suppose l'existence d'une atrophie primitive des glandes sudoripares.

Hyperidroses. L'hyperidrose est une hypersécrétion sudorale générale habituelle.

Assez souvent il est difficile de tracer la limite entre la sudation physiologique plus ou moins active et la véritable sueur morbide. Cependant on peut bien dire que l'hyperidrose est véritablement morbide, quand elle expose sans cesse ceux qui en sont atteints aux maladies de froid, et surtout quand elle produit un certain degré d'affaiblissement du système nerveux. Les causes en sont peu connues. Elle serait quelquefois

(1) *Gaz. hebd.*, 1873, n° 10.

héréditaire (Tulpius). Chez une femme récemment accouchée, un coup de froid parut être la cause d'une hyperidrose qui dura cinq ans (*J. de Sédillot*, XIX obs. de Dupont); enfin l'hyperidrose est souvent une manifestation précoce de certains états diathésiques, l'arthritis par exemple, ou bien encore de certains états physiologiques de transition, comme la ménopause.

Les ouvrages récents ne traitent qu'incidemment de l'hyperidrose; c'est dans les anciens, Willis et Sauvage surtout, qu'il faut en chercher une description plus complète. Cependant M. Imbert-Gourbeyre (1) a publié sur cette affection un mémoire assez étendu. Ces sueurs sont très-abondantes et durent longtemps, souvent plusieurs années. Tulpius raconte l'histoire d'une petite fille qui naquit avec cette infirmité qu'elle conserva jusqu'à l'âge de sept ans : « les pores de la peau étaient si bien ouverts, elle suait si abondamment qu'il fallait changer son linge trois et quatre fois par jour. » L'hypersécrétion peut être continue; cependant elle se ralentit habituellement pendant la journée pour reparaître pendant la nuit et vers le matin; quelquefois elle cesse pendant l'hiver pour se montrer de nouveau pendant l'été. C'est une infirmité plutôt qu'une maladie; sans doute, une pareille déperdition de liquide est une cause d'affaiblissement, mais Willis et Sauvage en ont exagéré les funestes effets quand ils parlent de débilité profonde, d'émaciation, de soif ardente.

On voit parfois des hommes d'ailleurs bien portants, qui paraissent bien prédestinés au rhumatisme, mais que cependant on ne peut qualifier de rhumatisants, présenter, au moindre exercice, des sueurs très-abondantes, causes de beaucoup de maladies qu'engendre le refroidissement. M. Aubert, chirurgien des hôpitaux de Lyon, dont les intéressantes recherches sur la sécrétion sudorale sont bien connues, s'est demandé si ces sueurs exagérées tiennent à une sorte d'excitabilité particulière de l'appareil sudoripare, ou bien si elles n'auraient pas pour but d'abaisser la température centrale, trop facilement élevée au-dessus du degré physiologique par le travail muscu-

(1) *Gaz. méd.*, Paris, 1856.

laire même modéré. Ce qui rend cette dernière hypothèse vraisemblable, c'est que ceux qui sont atteints de cette sorte d'hyperidrose éprouvent souvent une sensation de chaleur intérieure insolite et supportent facilement le froid extérieur. M. Aubert a fait à ce sujet quelques expériences ; il a noté la température centrale avant et après l'exercice musculaire chez des enfants dont les uns transpiraient facilement et les autres difficilement. Les résultats obtenus ne sont pas encore suffisamment concluants. (*Comm. orale.*)

De toutes ces hyperidroses, la plus digne d'attention est celle de la ménopause ; elle vient d'être bien étudiée par M. Liégeois (*Revue médic.* de l'Est, 1879). C'est un fait bien connu qu'à l'époque de la ménopause les femmes sont sujettes aux bouffées de chaleur et aux sueurs ; mais ce que l'on sait moins, c'est que ces sueurs, bien qu'indépendantes de toute autre affection, peuvent parfois devenir véritablement morbides. Il ne s'agit pas toujours de femmes n'ayant plus leurs règles ; l'hyperidrose peut être plus précoce et paraître à cette période où la ménopause prochaine ne s'annonce encore que par quelques irrégularités de la menstruation. Ce n'est pas toujours une incommodité passagère ; M. Liégeois cite plusieurs faits où des femmes en étaient affligées depuis plusieurs années. L'affaiblissement que produisent ces sueurs profuses aide beaucoup au développement de la chloro-anémie de la ménopause et de divers accidents névropathiques. Il n'y a aucun avantage à respecter ces sueurs ; il faut les traiter et les faire cesser. M. Liégeois y a le plus souvent réussi à l'aide de l'atropine. Chez la plupart de ces malades, l'hyperidrose apparaît surtout au déclin de la nuit ; M. Liégeois conseille d'administrer l'atropine quelques heures avant le retour présumé de la sueur. Un demi-milligramme est une dose suffisante. Il est bon de continuer le médicament plusieurs jours après la guérison. Du reste, ce traitement est applicable à la plupart des éphidroses et des hyperidroses dont il a été question.

Physiologie pathologique. — Si l'on ne peut donner encore de toutes les hyperidroses une interprétation définitive, nos connaissances actuelles sur l'innervation de l'appareil sudoripare nous permettent de tenter un essai de physiologie pathologique peut-être acceptable.

Un premier point qui paraît bien établi, c'est l'influence prépondérante du système nerveux sur les troubles de la sécrétion sudorale.

Dans un grand nombre de cas, probablement dans la plupart des éphidroses de la main, de la face, de la région parotidienne, des paupières, ce sont probablement les extrémités périphériques des nerfs ou peut-être les centres périphériques qui entrent en jeu. Je rappelle que le professeur Coyne a vu des cellules nerveuses dans les plexus nerveux qui enveloppent les glomérules et les tubes sudoripares.

Ces petits centres ganglionnaires sont sans doute très-comparables aux centres périphériques des glandes salivaires, au ganglion sous-maxillaire. D'ailleurs, dans un autre ordre d'idées, il existe aussi des centres périphériques dans les parois vasculaires. Or les expériences démontrent que ces centres périphériques glandulaires ou vasculaires ont une activité propre, jusqu'à un certain point indépendante de l'activité des centres supérieurs médullaires, ou bulbaires. Ainsi, quant à la sous-maxillaire, l'excitation de certains filets périphériques du nerf lingual allant de la muqueuse au ganglion sous-maxillaire provoque le fonctionnement de la glande sous-maxillaire; ce ganglion est donc pour la glande un centre réflexe véritable (1). De même, beaucoup d'actions réflexes vaso-motrices ne dépassent pas très-probablement la sphère des centres périphériques. L'expérience bien connue de Huizinga paraît le démontrer (2).

On peut faire de ces données générales une application assez légitime à la question des troubles très-localisés de la sécrétion sudorale ; on peut admettre, par exemple, que, dans les cas de sueurs occupant une partie de la main, l'excitation pathologique n'a point dépassé les centres périphériques

(1) Vulpian, *Vaso-moteur*, t. I, p. 310.
(2) Dastre et Morat, *Archiv. phys.*, 1879.

annexés au plexus des glandes sudoripares de la région malade.

D'ailleurs cette autonomie des centres et des plexus périphériques est encore bien mieux mise en évidence par les expériences de M. Straus. Si la pilocarpine peut agir d'une façon très-localisée, glande par glande, pour ainsi dire, sur la sécrétion sudorale pour l'activer, n'est-il pas probable que certaines influences morbides peuvent agir, elles aussi, sur les fibres et les centres périphériques, comme fait cet alcaloïde.

Lorsque l'hypéridrose occupe une vaste étendue de la peau, lorsqu'elle est unilatérale ou généralisée, il est clair qu'il ne saurait être question d'une excitation portant sur les centres ou les fibres excito-sécrétoires périphériques. C'est aux centres supérieurs médullaire et bulbaire qu'il faut s'adresser. Très-probablement l'excitation plus ou moins générale de ces centres est la cause de l'extension de l'hypersécrétion sudorale à une région plus ou moins vaste du tégument.

Beaucoup de faits semblent favorables à cette interprétation. En premier lieu, les expériences des physiologistes qui démontrent l'existence dans la moelle et le bulbe de centres nerveux dont l'excitation provoque à coup sûr l'hypersécrétion sudorale partielle ou générale ; les faits d'hyperidrose observés dans les maladies du système nerveux central ; enfin l'analogie avec ce que nous savons sur le fonctionnement de l'appareil vaso-moteur. Pour cet appareil existent aussi des centres médullaires et un centre bulbaire, préposé aux actions vaso-motrices générales, centres dont l'activité peut être provoquée par des influences multiples normales ou pathologiques. Les expériences d'Owsjanikow (1) semblent prouver que le centre vaso-moteur bulbaire est double : une incision longitudinale profonde, faite exactement sur la ligne médiane, ne produit pas la paralysie vaso-motrice. D'après les expériences de Flourens, le centre respiratoire bulbaire paraît double également (2).

---

(1) Vulpian, *Vaso-moteur*, t. I, p. 264.

(2) Laborde, *Dict. encyclop.*, t. VIII, p. 613.

Il est permis de supposer que le centre sudoral bulbaire affecte une disposition semblable; on comprend alors que l'excitation pathologique portant sur les deux moitiés de ce centre provoque l'hyperidrose générale et seulement l'hémidrose quand elle porte sur l'une de ces deux parties bilatéralement associées. Quant à cette cause d'excitation, elle nous échappe le plus souvent; cependant il faut remarquer que souvent l'hypersécrétion sudorale paraît chez des individus nerveux, impressionnables, chez des femmes hystériques. au milieu d'un ensemble de symptômes qui traduisent un état d'excitabilité manifeste des centres nerveux. D'autre part, la localisation limitée du trouble fonctionnel aux centres sudoraux n'est pas, tant s'en faut, un fait unique, sans analogue. Les processus pathologiques ont une action élective non moins surprenante et cependant incontestable ; les paralysies et les anesthésies hystériques en sont des exemples.

Assez souvent l'hyperidrose est manifestement un phénomène réflexe ; telle est l'éphidrose parotidienne due à l'excitation intermittente des nerfs du goût, au moment du repas ; telle est encore cette éphidrose faciale observée chez cet homme atteint d'une affection des fosses nasales ; cette affection guérie, l'éphidrose disparut presque complétement, ce qui prouve bien qu'elle était due à l'irritation de la pituitaire.

§ 2. — Chromidrose.

Les médecins ne croyaient guère à la chromidrose avant les travaux de Leroy de Méricourt. Cependant, depuis James Yonge (1709), bien des auteurs dignes de foi en avaient parlé. Je ne puis, dans un tel travail, reproduire que les principaux faits de cet historique, que l'on trouvera d'ailleurs très-complétement exposé dans les mémoires de Leroy de Méricourt (1), dans les articles de M. le professeur Parrot (2) et de M. le professeur Hardy (3).

(1) *Mém. sur la chromidrose.* Paris, 1864.

(2) *Dict. encyclop.* article CHROMIDROSE.

(3) *Nouveau Dictionnaire de Médecine et de Chirurgie pratiques.*

Le premier mémoire de Leroy de Méricourt date de 1857; la plupart des observations de l'auteur avaient été recueillies à Brest.

Le professeur Hardy confirme ces faits, et l'existence de la chromidrose paraît désormais incontestable. Mais, peu de temps après, une discussion s'élève à l'Académie, où MM. Roger, Barth et Depaul font à la sueur colorée une très-vive opposition. Cependant le professeur Robin avait examiné cette matière colorante de la sueur et lui avait trouvé des caractères analogues à ceux de la cyanourine de Braconnot. Il est vrai que les faits de simulation se multipliaient (Obs. de Duchenne, de Veillard, de Fauvel d'Argentan). À la suite d'une nouvelle discussion académique, Béhier, rapporteur d'une commission, rejeta définitivement la chromidrose dans le groupe nombreux de ces affections que simulent les hystériques.

Cette conclusion était prématurée; des observations sont bientôt publiées qui présentent de sérieuses garanties d'authenticité; telles sont celles de Godefroy et de Rochas, de Magnin de Bourbonne, de Cabasse d'Alger, de Giffard. En 1863 parut un document décisif : MM. Robin et Ordoñez, examinant un lambeau de peau colorée au microscope, trouvent la matière colorante dans les tubes sudoripares. La même année, Leroy de Méricourt reprend la défense de la chromidrose; enfin le professeur Parrot décrit cette affection dans le *Dictionnaire encyclopédique* et démontre l'influence pathogénique du système nerveux. Depuis, quelques faits ont été publiés, qui d'ailleurs ajoutent peu de chose à l'histoire de la chromidrose.

Comme l'hématidrose, cette singulière altération de la sécrétion sudorale paraît le plus souvent au milieu de cet ensemble de symptômes qui caractérisent l'état névropathique, l'hystérie. Fréquemment une émotion morale violente en est la cause occasionnelle; on trouve partout l'histoire de cette femme qui, en proie à une vive émotion, au lieu de rougir ou de pâlir, bleuissait. La plupart des auteurs notent également dans la région de la peau où va paraître la sueur bleue, certains phénomènes prodromiques tels que l'hypérémie, la dilatation des veines sous-cutanées, une apparence érysipélateuse du tégument, des éruptions d'acné rosea, souvent auss quelques troubles de la sensibilité.

Presque toujours la paupière est atteinte en premier lieu, et de préférence, la paupière inférieure; la sueur bleue peut cependant apparaître dans d'autres régions, les pieds (Kuetner), l'aisselle, l'épigastre, le front, les joues; les oreilles sont toujours respectées. Tantôt la coloration bleue s'étend à de larges surfaces, tantôt elle se développe sur de petits îlots du tégument. La teinte varie du bleu au noir passant quelquefois par le violet foncé. La substance de la sécrétion retenue sur l'épiderme respecte les poils et les cils, s'accumule dans les sillons interpapillaires ou dans les plis de flexion et donne à la peau cet aspect propre à l'efflorescence de certains fruits. Il faut, pour l'enlever complétement, employer de la glycérine, ou mieux encore de l'huile.

La sécrétion anormale procède par accès, par poussées successives, revenant à intervalles variables, généralement précédées, comme à la première fois, de désordres de la menstruation, de troubles locaux de la circulation et de la sensibilité.

Le premier examen microscopique de la matière colorante est dû au professeur Robin (1). Cette analyse histo-chimique est restée classique; les observations ultérieures de Rommelaëre-Pidoux, de Poëlman et Bambeke en ont confirmé les résultats. La sueur bleue examinée par M. Robin contenait en grande quantité des granulations de volume très-variable, de 3 à 40 μ, de couleur violet-ardoisé tirant au bleu d'indigo foncé, et présentant les mêmes réactions chimiques que la cyanourine de Braconnot; enfin M. Robin a comparé ces granulations à un grand nombre de substances pulvérulentes et conclu de cet examen que les caractères différentiels sont assez nets pour permettre d'éviter toute erreur dans les cas de simulation supposée.

Du reste, outre l'examen microscopique et chimique, Spring conseille, pour dérouter la simulation, un moyen bien simple

(1) *Traité des humeurs*, p. 741.

qu'il a mis en pratique avec succès ; il étendit sur la paupière colorée et préalablement détergée avec de l'huile, une couche de collodion ; le lendemain la matière bleue avait reparu sur la couche de collodion ; la simulation était reconnue et, ajoute Spring, la sueur bleue ne reparut plus sur ce beau visage (1). Hulke a publié dans *the Lancet* de 1872 un cas de simulation dans lequel la coloration artificielle était due très-probablement au nitrate d'argent ; l'analyse des pellicules épidermiques y fit reconnaître la présence du chlorure d'argent.

La chromidrose a presque toujours été vue chez la femme ; cependant on l'a rencontrée cinq ou six fois chez l'homme ; dans ces cas, il s'agissait d'hommes anémiques et nerveux, par conséquent dans des conditions assez voisines de celles qui favorisent la production des sueurs bleues chez la femme.

Les anciens ont parlé de sueurs bleues dans les maladies, dans les mélancholies de l'hypochondre, c'est-à-dire dans les affections du foie ; rien n'est moins prouvé.

Récemment Rose a vu la sueur bleue dans un cas de tétanos chronique (2).

La plupart des observateurs s'accordent pour mettre en évidence l'influence incontestable du système nerveux. Ce point de pathogénie a été discuté par M. Parrot, qui rapproche, à ce point de vue, la sueur bleue de la sueur de sang. Dans le cas d'hématidrose, la perversion porte sur les vasomoteurs ; dans le cas de chromidrose, elle porte plus vraisemblablement sur les nerfs moteurs-glandulaires, car il s'agit bien véritablement ici d'une sécrétion.

Reste à déterminer l'origine et la nature de la matière colorante. Il serait bien possible que tous les cas ne fussent pas comparables. Collman, cité par Spring, a trouvé dans les sueurs bleues d'un hypochondriaque du sulfate de fer oxydulé auquel il attribue cette coloration anormale. Schwarzenbach (3) a rencontré chez un homme des sueurs bleues que les acides rendaient successivement vertes et rouges et que

(1) Spring, *Traité de séméiologie.*

(2) Rose, *Revue des sc. médic.*, t. V, p. 387.

(3) Gautier, *Chimie biologiq.*, t. II.

les alcalis faisaient revenir à leur couleur primitive; cette matière colorante serait donc comparable à la pyocyanine des suppurations bleues. L'épithélium des glandes sudoripares a la même origine embryonnaire que le réseau muqueux de Malpighi; chez quelques animaux, comme les cellules de ce réseau, il contient des granulations pigmentaires; d'autre part, M. Herrman a vu des chromoblastes associés à l'épithélium dans les glandes sudoripares de la gazelle. Enfin Kühne attribue la coloration bleue à la présence de vibrions; il est vrai que Eberth (1) affirme que des bactéries existent dans la sueur non colorée, à l'état normal.

Voilà des conditions diverses, les unes observées chez l'homme, les autres empruntées à l'anatomie comparée et qui peuvent servir à l'interprétation de la chromidrose. Il serait très-important d'étudier à l'avenir cette matière bleue dans chaque cas de chromidrose au double point de vue histologique et chimique. Dans les observations où elle parut analogue à l'indigo urinaire, on peut admettre que, sous l'influence d'une perturbation nerveuse, l'épithélium sudoripare a acquis, comme l'épithélium rénal, la propriété d'extraire du sang cette matière colorante. Bizio prétend avoir trouvé de l'indigo dans la sueur normale. Les deux épithéliums rénal et sudoripare ont d'ailleurs d'autres affinités physiologiques, ainsi l'un et l'autre éliminent de l'urée à l'étatnormal.

§ 3. — Hématidrose.

Les anciens croyaient à la sueur de sang. Aristote, Galien, Fernel cherchaient à l'expliquer par une altération du sang : cette humeur perd son nœud vital et quitte ses voies naturelles. Boërhaave, Van Swieten mettent ce mal au rang des hémorrhagies qu'engendre la pléthore chez les femmes. Au commencement de ce siècle, les médecins rejetaient volontiers l'hématidrose dans le domaine du merveilleux. Plus près

(1) *Centralbatt*, 1873.

de nous, Gendrin en démontra la réalité, et l'interprétation en fut donnée dans le mémoire de M. le professeur Parrot (1).

L'affection est particulière aux femmes nerveuses; elle apparaît au milieu de manifestations non douteuses de l'hystérie. Ces femmes ont des crises, des spasmes, des troubles divers de la sensibilité; beaucoup sont chlorotiques et présentent des souffles cervicaux.

Outre ces phénomènes généraux, indice de l'ébranlement de tout le système nerveux, il y a très-fréquemment des phénomènes prémonitoires, troubles de la sensibilité ou de l'innervation vaso-motrice, dans la région où va paraître la sueur de sang. De ces prodromes locaux les plus habituels sont des douleurs névralgiques avec points douloureux limités, des hyperesthésies, quelquefois un léger degré de tuméfaction œdémateuse ou bien des éruptions diverses, des érythèmes, des sudamina. C'est sur ces plaques congestives, et dans les régions où la peau est plus délicate, que la sueur de sang paraît enfin, le plus souvent à l'occasion d'une émotion violente ou d'un paroxysme névralgique et spasmodique.

Du reste le flux sanguin offre des aspects très-divers : parfois le liquide, transparent, à peine rosé, ne forme qu'une nappe très-mince; d'autres fois, il coule en gouttelettes, et l'on dirait une rosée fraîchement tombée; enfin, dans quelques cas, il s'échappe en jets filiformes par les pores de la peau. Ce liquide rouge est bien du sang; M. le professeur Parrot, qui l'a examiné au microscope, y a reconnu des globules rouges et blancs.

La sueur de sang occupe des étendues très-variables du tégument. Dans quelques cas elle est extrêmement limitée, par exemple à une zone qui ne dépasse pas une pièce de monnaie; quelquefois c'est un ou deux doigts qui suent le sang. M. Parrot a vu ces plaques situées exactement sur le point douloureux de la névralgie. Ces plaques se sont montrées à la face, au cuir chevelu, aux extrémités, à la poitrine. Enfin la sueur peut être plus étendue, et même, dit-on, occuper toute une moitié du corps. Cependant aujourd'hui

(1) *Gaz. hebd.* 1859.

on ne croit plus guère qu'aux hématidroses partielles.

La sueur de sang n'est pas continue, mais intermittente, et procède par accès coïncidant en général avec les paroxysmes douloureux. La douleur paraît, la peau rougit, se tuméfie, puis le sang s'écoule; « on serait tenté de considérer le flux de sang comme une crise de la douleur (Parrot) ». Ces accès sont rarement périodiques, le plus souvent très-irréguliers; ils accompagnent habituellement des troubles de la menstruation ou d'autres manifestations de l'état névropathique.

Jamais ces hémorrhagies ne sont inquiétantes par leur abondance; il n'est pas prouvé que l'hématidrose ait jamais déterminé la mort. D'ailleurs les flux de sang de l'hystérie jouissent souvent de ce singulier privilége de ne pas compromettre la santé ou la vie en proportion de leur abondance.

Telle est l'hématidrose, celle que M. Parrot nous a fait mieux connaître dans son Mémoire de 1859, et dont il a définitivement prouvé la nature névropathique, en mettant en lumière les affinités nombreuses qui rattachent à l'hystérie la sueur de sang. Ces mots sont la conclusion de cette discussion : On sue du sang, comme on a une attaque de nerfs. (Parrot.) L'hématidrose doit être considérée comme une sorte d'hystérie hémorrhagique : d'autant plus qu'elle accompagne, dans bien des cas, des hémorrhagies de l'estomac, de l'utérus, des bronches, dont la nature névropathique ne saurait être mise en doute. La sueur de sang de la femme frappée d'hystérie n'est donc qu'une manifestation de cette névrose, sous quelques formes plus ou moins dramatiques qu'elle paraisse.

Y a-t-il des hématidroses en dehors de l'état névropathique? Magnus Huss considérait la sueur de sang comme une des hémorrhagies possibles de l'hémophilie. M. Parrot a discuté l'observation sur laquelle s'appuie le savant suédois et conclu qu'il s'agissait dans ce cas, non d'une hémorrhagie hémophilique, mais d'un bel exemple d'hématidrose névropathique. Il faut donc faire de grandes réserves sur la question de l'hématidrose hémophilique. L'hématidrose scorbutique n'est pas mieux démontrée; M. Parrot, après de longues recherches, n'en avait trouvé, en 1859 aucun exemple incontestable.

Dans les formes hémorrhagiques des maladies infectieuses, le sang peut-il s'épancher dans les glomérules et s'échapper par les canaux sudoripares ? Si ces hémorrhagies ont été véritablement observées, à coup sûr, elles diffèrent beaucoup, à bien des égards, de l'hémorrhagie névropathique, et il faudrait en faire une classe spéciale ; ce qui domine alors, c'est l'altération du sang, peut-être des parois vasculaires et glandulaires, surtout le caractère asthénique, adynamique de l'écoulement sanguin. Il n'y a plus, dans ces cas, cette sorte d'éréthisme général et local qui est bien un des traits les plus frappants de l'hématidrose névropathique. Des hémorrhagies de ce genre auraient été vues dans la peste, certaines fièvres malignes, au dire des anciens, et plus récemment dans la fièvre jaune. M. Guyon (1), un des premiers, a signalé la sueur de sang dans la fièvre jaune; cette hémorrhagie apparaît au moment où le corps du malade est couvert d'une éruption, connue, dans les pays à fièvre jaune, sous le nom de bourbouille, et qui n'est pas autre chose que la miliaire des pays chauds. (Besnier, art. MILIAIRE, *Dict. encycl.*)

Un médecin américain, Hart, a publié (2) la relation d'une maladie hémorrhagique, assez mal caractérisée, où, au milieu de beaucoup d'autres hémorrhagies, la sueur de sang fut observée. Il s'agit d'un jeune homme de 24 ans, qui est pris de fièvre, de prostration, puis, peu à peu, le sang s'échappe par toutes les muqueuses, l'estomac, l'intestin, la vessie, et même par la peau; tout le corps est couvert d'une sueur de sang. La peau ne présentait cependant aucune altération appréciable; essuyée, elle paraissait seulement plus blanche. Tous ces accidents s'aggravent, le malade succombe; après sa mort, la peau était d'une blancheur mate qui donnait au cadavre l'aspect d'une statue. Il est bien probable que dans ce fait l'hémorrhagie se produisit véritablement par les

(1) Guyon, *Acad. des sc.*, 1864.

(2) *Richmund and Louisville Journal*, 1875.

glandes sudoripares puisque la peau n'offrait aucune trace d'infiltration sanguine. N'insistons pas davantage sur les faits de ce genre qui sont assurément mal connus et dont la pathogénie reste très-obscure.

De l'hématidrose névropathique, il faut rapprocher certaines hémorrhagies des glandes sudoripares qui paraissent sans état nerveux antérieur, mais sous l'influence d'une perturbation nerveuse violente et accidentelle. Cette espèce peut être observée chez l'homme. M. Parrot en a cité plusieurs exemples, quelques-uns tirés des anciens. Un criminel, ayant entendu prononcer la sentence qui le condamnait à mort, eut une sueur de sang générale. (Maldonatus.) — Une femme, à la vue de deux hommes se livrant un combat mortel, éprouve un tel saisissement qu'elle tombe sans connaissance, et que le sang s'écoule de tous les orifices exhalants de la peau.

Enfin la sueur de sang a été vue dans les grandes douleurs viscérales; par exemple, dans les accès de colique néphrétique. Elle peut être provoquée par des contractions musculaires violentes; tel est le fait de cette jeune fille qui, après une danse prolongée, suait le sang.

Wilks a récemment publié un cas d'hématidrose observée pendant le tétanos.

Après le Mémoire de M. Parrot, il est définitivement établi que l'hématidrose est le plus souvent une hémorrhagie d'origine nerveuse. On peut donc espérer que les travaux récents qui nous ont fait mieux connaître l'innervation de l'appareil sudoripare, pourront servir à interpréter la sueur de sang. Il n'y a pas lieu cependant d'invoquer l'action des fibres excito-sudorales. En effet, comme l'a très-bien indiqué M. Parrot, l'hématidrose n'est pas à proprement parler une altération de la sécrétion, mais bien une hémorrhagie dans la glande sudoripare; et l'auteur rapproche ce flux de beaucoup d'autres flux sanguins, gastriques et utérins, qui très-probablement se produisent dans les glandes : ce sont des hémorrhagies glandulaires, et le flux menstruel serait une sorte d'hématidrose utérine.

L'hémorrhagie dans le cas d'hématidrose est donc très-probablement la conséquence d'une perturbation profonde de l'innervation vasculaire du glomérule. La tension du sang augmente brusquement ; la paroi vasculaire se rompt et le liquide sanguin s'écoule, quelquefois avec une force suffisante pour s'échapper en jet filiforme à la surface de la peau. Cette interprétation devient plus acceptable encore si l'on veut bien se rappeler la richesse du réseau vasculaire qui enveloppe le glomérule et surtout les conditions particulières de la circulation dans les organes glandulaires. Plus que toute autre circulation locale, la circulation glandulaire obéit aux influences nerveuses directes ou réflexes. Le nerf dilatateur des vaisseaux provoque l'accumulation du sang autour des acini ; le nerf sécréteur incite l'élément glandulaire à y puiser les éléments de la sécrétion. Ce sont là les deux phénomènes essentiels de toute sécrétion. De ces deux phénomènes le premier seul éprouve une perturbation profonde dans l'hématidrose. Il y a bien d'autres hémorrhagies où le désordre de l'innervation vaso-motrice est incontestable ; telles sont les hémorrhagies du péricrâne, des plèvres, des synoviales chez les hémiplégiques. Enfin, M. le professeur Vulpian (1) fait remarquer avec raison que certaines prédispositions morbides locales de l'appareil vaso-moteur doivent exister dans le cas d'hématidrose ; car l'hystérie est une maladie fréquente et la sueur de sang une affection rare.

CHAPITRE IV

DES SUEURS DANS LES MALADIES AIGUËS

§ 1er. — Des sueurs aux diverses périodes des maladies aiguës.

Les altérations de la sueur ont sans doute une notable valeur dans ces maladies ; mais elles sont peu connues. Ainsi, nous ne savons que très-peu de chose des modifications de la

(1) *Vaso-moteurs*, t. II.

composition chimique. C'est cependant ce sujet qu'il faut maintenant aborder. Avec de tels matériaux, il n'est guère possible de présenter qu'une esquisse très-imparfaite de ce que sera probablement un jour la séméiologie de la sueur.

Des troubles de la sécrétion sudorale paraissent aux diverses périodes de la maladie, et même avant la maladie, dans cette période en quelque sorte préparatoire et que les anciens ont nommée période d'imminence morbide. Des sueurs abondantes annoncent quelquefois le début prochain des maladies graves, par exemple des formes aiguës ou rapides de la tuberculose. J'ai vu des sueurs profuses au point de mouiller chaque nuit toute l'épaisseur des matelas, constituer le premier symptôme d'une carcinose abdominale dont les signes ne devinrent évidents qu'après plusieurs mois. Plus souvent la sécrétion sudorale s'amoindrit au début des maladies aiguës, comme d'ailleurs la plupart des sécrétions ; l'homme qui bientôt sera pris de fièvre n'a plus d'appétit, ne mange plus, parce que toutes les sécrétions des voies digestives chez lui sont en souffrance. Double raconte qu'il a vu souvent la sueur aux pieds se tarir au début des maladies aiguës ; d'où, sans doute, cette opinion très-répandue que ces flux habituels sont une sorte de baromètre de santé.

Depuis le jour où débute la maladie, jusqu'au jour où elle se termine bien ou mal, pendant toute la période d'état, l'hypersécrétion sudorale est un phénomène fréquent et se présente avec des aspects très-divers ; elle imprime souvent une physionomie particulière aux processus morbides ; ce sont les formes sudorales des maladies aiguës : sujet qui nécessite de plus longs développements. Voyons d'abord ce que sont les fonctions de la peau pendant la crise, l'agonie et la convalescence.

Au moment de la crise, la fièvre tombe, les déchets de la combustion s'éliminent plus complétement et les sécrétions, plus ou moins entravées pendant les périodes fébriles, reparaissent avec un surcroît d'activité. Lorsque pendant de longs jours la peau est restée sèche, le retour de la moiteur, la disparition de la chaleur mordicante, un certain degré de développement du pouls, indiquent le rétablissememt prochain des fonctions cutanées et très-probablement une terminaison favorable. Dans beaucoup de maladies aiguës, le trait dominant de ce tableau de la crise est en effet l'hypersécrétion sudorale ; la crise, comme disaient les anciens, est sudorale, elle se fait par la peau. Il en est ainsi dans les pneumonies, quelques exanthèmes, les fièvres paludéennes, et certaines fièvres typhoïdes à marche rapide (Hirtz).

Assurément, toute sueur qui survient, même à une période avancée de la maladie, n'est pas critique ; la sueur vraiment critique peut être abondante, mais elle n'est ni colliquative ni prolongée. On en connaît peu les caractères chimiques ; contiendrait-elle un excès de déchets dus à la combustion fébrile, la matière morbifique des anciens ? On sait seulement que le liquide sécrété par la peau pendant la crise est clair et non pas visqueux et que l'acidité en augmente rapidement lorsque, pendant la fièvre, elle avait diminué (Andral). Bien différente de beaucoup de sueurs fébriles, la sueur vraiment critique ne diminue pas sensiblement l'activité de la sécrétion rénale ; par exemple, dans la fièvre typhoïde, la quantité de l'urine et des principes fixes qu'elle contient ne s'abaisse que très-légèrement, ne s'abaisse pas, ou même peut encore augmenter (A. Robin).

La diaphorèse critique n'a pas le rôle que lui attribuaient les anciens ; ainsi, elle n'est pas la cause de la chute de la fièvre ; elle y aide peut-être, mais dans beaucoup de défervescences, la fièvre est tombée déjà au moment où paraît l'hypersécrétion sudorale. D'ailleurs, ce flux sudoral est souvent très-modéré, très-passager ; dans la pneumonie, voici ce qu'en dit Grisolle : « Sur 22 malades, si j'en excepte six qui eurent, pendant un ou plusieurs jours, des sueurs extrêmement copieuses, tous les autres n'eurent qu'une sueur peu abondante, ou une légère moiteur qui fut passagère et ne les força pas le plus souvent à changer de linge (1). C'est surtout dans le choléra que la crise sécrétoire apparaît quelquefois dans toute sa

(1) *Traité de la pneumonie*, p. 311.

plénitude (1). Pendant les périodes algide et asphyxique toutes les voies d'excrétion étaient fermées, la peau était sèche et l'urine supprimée. Une nuit, au début de la réaction fébrile, le cholérique qui va guérir se réveille couvert d'une diaphorèse abondante; il éprouve enfin le besoin d'uriner; il rend une grande quantité d'urine; ainsi débute l'élimination des produits de désassimilation accumulés dans le sang.

Mais, quelque saisissants que soient ces phénomènes de la crise, ils sont bien plutôt l'effet que la cause de la défervescence. Il paraîtra donc assez logique de dire : le malade sue parce qu'il va mieux, et non pas : le malade va mieux parce qu'il sue. En effet, de toutes les fonctions, les sécrétions qui sont en général les premières à ressentir les influences morbides, sont aussi les premières, la maladie terminée, à reprendre leur activité, et cette activité peut momentanément s'exagérer quand elle reparaît, à la défervescence.

La sueur a quelquefois le caractère critique dans les maladies non fébriles; elle peut annoncer la fin du paroxysme des maladies convulsives ou des névralgies viscérales. Fauconneau-Dufresne (2) dit avoir vu la colique hépatique se terminer par une véritable crise sudorale.

L'hypersécrétion sudorale est aussi un des traits du tableau de l'agonie, du faciès hippocratique. La face pâle, étirée, se couvre au front et aux tempes d'une sueur froide et visqueuse. Cet aspect particulier de la face du mourant, ce trouble de la sécrétion sudorale apparaît surtout lorsque la mort vient terminer une maladie à dénutrition rapide, à tendance adynamique prononcée. Mais dans l'agonie aiguë, alors que la température s'élève jusqu'au moment de la mort et même après la mort, la sueur n'est plus, comme dans l'agonie lente, partielle et froide; « des sueurs profuses inondent le corps des moribonds. Ces sueurs sont alors le moyen par lequel l'organisme cherche à déverser le trop-plein de calorique qui

(1) Laveran. *Dict. encylop.*, art. CHOLÉRA, p. 808.
(2) *Traité des affections calculeuses du foie.*

résulte en lui de la cessation ou de la diminution de la réfrigération pulmonaire. » (1)

Dans la convalescence des maladies aiguës, le système nerveux est toujours plus ou moins débilité ; comme les gens affaiblis, les convalescents suent facilement, surtout pendant le sommeil. Cette sueur, modérée et passagère le plus souvent, prend quelquefois des proportions inquiétantes ; elle devient profuse et colliquative. C'est là un véritable accident de la convalescence, qui la prolonge et la rend imparfaite. Ces sueurs profuses s'observent surtout à la suite des maladies à tendance adynamique, comme certaines pneumonies et la fièvre typhoïde.

§ 2. Caractères physiques et chimiques de sueurs morbides.

La médecine hippocratique avait établi des divisions sans nombre dans l'étude des sueurs morbides. Outre les sueurs initiales, symptomatiques, critiques, de la convalescence, les anciens distinguaient encore des sueurs légères ou simple moiteur, moyennes, profuses, colliquatives ; des sueurs partielles, générales ; chaudes, froides, visqueuses, actives, passives, etc.

Il y a bien peu de données certaines sur les caractères physiques et chimiques des sueurs morbides. — Le liquide sécrété a-t-il une température propre et l'expression *sueur froide* est-elle rigoureusement exacte ? La sueur participe sans doute à la température de la peau, et d'ailleurs la sensation de froid qu'éprouve le malade est alors toute subjective et comparable à celle du début de l'accès paludéen. — La *viscosité* de beaucoup de sueurs froides est d'une interprétation difficile. M. Ranvier a vu se détacher de l'épithélium sudoripare de petites masses colloïdes qui, je l'ai fait remarquer déjà, ne sont pas sans analogie avec les corpuscules salivaires. L'expérience démontre que ces corpuscules sont

(1) Peter, *Clinique médicale*, t. II, p. 790.

particulièrement abondants dans la salive dont l'écoulement est provoqué par l'excitation du sympathique. Or, la sueur claire, limpide est obtenue chez le chat par l'excitation du sciatique; et, chez l'homme, la sueur visqueuse, peut-être riche en masses colloïdes, apparaît au milieu des phénomènes habituels du réflexe sympathique : pâleur de la peau, petitesse du pouls, dilatation de la pupille. Ces phénomènes marquent la fin de l'agonie, et la sueur de l'agonie est également visqueuse.

La sueur morbide est *incolore* dans la grande majorité des cas; les anciens ont parlé de sueurs teintes de sang dans les maladies infectieuses, et de sueurs bleues dans les maladies des viscères abdominaux. Ces questions ont été discutées déjà à propos de l'hématidrose et de la chromidrose. La sueur des ictériques contient parfois les principes colorants de la bile; mais il y a beaucoup d'ictériques dont la sueur n'est pas colorée. M. Cazeneuve a récemment examiné la sueur de trois malades atteints d'ictère assez prononcé et n'y a point trouvé de matière colorante. (*Comm. orale.*) D'ailleurs les faits de sueur ictérique cités dans les auteurs sont rares (Cheyne, Chomel, Andral); Valleix les considère comme très-exceptionnels. Jamais les glandes sudoripares ne sont, comme les reins, encombrées de pigments biliaires (Frerichs). — L'*odeur* est un caractère de peu d'importance; il y a sans doute beaucoup d'exagération dans tout ce que les anciens ont écrit sur ce point. Dans la suette, c'est l'odeur de la paille pourrie; dans la rougeole, celle de la plume d'oie; dans la fièvre typhoïde, les méningites, la plupart des maladies ataxo-adynamiques, celle de la souris; l'odeur de la sueur rappellerait celle des matières fécales et de l'urine dans les affections des voies digestives et des voies urinaires où l'évacuation de l'urine et des fèces est suspendue; la sueur serait fade, nauséabonde dans la variole, etc. La fétidité de beaucoup de sueurs partielles paraît due à la décomposition de la leucine et de la tyrosine. La fétidité s'observe quelquefois dans les infections putrides (Follin et Duplay, t. Ier, p. 78). Les sueurs fétides de la septicémie aiguë paraissent contenir un gaz sulfuré :

elles noircissent quelquefois le papier plombique (Décran, Th., Montpellier, 1866). Dans l'infection purulente on a noté l'odeur musquée de la sueur; M. Poncet, de Lyon, en a observé un exemple non douteux (*Comm. orale*). — On discute encore sur la *réaction* normale. M. Tourton, qui a étudié cette réaction dans un certain nombre de maladies, conclut : « Nous avons toujours obtenu une réaction acide, le plus souvent assez forte, quelquefois faible; dans deux cas seulement nous avons atteint la neutralité; jamais nous n'avons constaté l'alcalinité. » Cependant, d'après M. Gautier (1), la réaction alcaline aurait été constatée dans le typhus des camps, l'urémie, la goutte et attribuée à la présence du carbonate d'ammoniaque; l'acidité exagérée, due probablement à un excès d'acide lactique, dans la scrofule, le rachitisme, le rhumatisme. L'abus des eaux alcalines, de l'eau de Vichy, rend la sueur alcaline.

Y a-t-il des sueurs *albumineuses?* Anselmino dit en avoir observé. On aurait trouvé de l'albumine dans la sueur de la fièvre typhoïde (Becquerel et Rodier), de la fièvre hectique, du choléra, de l'agonie (Gautier), des albuminuriques (Hoppe Seyler). Crammer (2) paraît également avoir trouvé de l'albumine dans la sueur d'un malade atteint de mal de Bright : « *Humor perspirationis coctus parvos flocculos dejiciebat qui albumine constabant.* » MM. Vulpian et Straus ont souvent examiné la sueur obtenue en quantité suffisante chez les albuminuriques par l'administration du jaborandi; jamais ils n'ont pu y constater la présence de l'albumine, et cependant, chez les albuminuriques, la salive contient souvent de l'albumine. — La sueur des malades en proie à la fièvre hectique contiendrait de la graisse (Bequerel et Rodier) : une certaine quantité d'acide urique existerait parfois dans celle des rhumatisants (Becquerel et Rodier) et des phthisiques (Monneret). Quant à l'urée, elle augmenterait dans le choléra, l'urémie, l'intoxication phosphorée (Bergeron et Ranvier) et

(1) *Chimie Biologique*, t. II, p. 433.

(2) *Dissertatio de morbo brighti*, Grœninge, 1844.

diminuerait au contraire dans la fièvre typhoïde (Rienner). Dans l'urémie et le choléra, la proportion en est quelquefois assez considérable pour qu'elle se dépose comme un givre à la surface de la peau. Enfin la sueur des diabétiques contient quelquefois du sucre.

§ 3. — Causes et mécanisme de la sueur dans les maladies aiguës.

Dans les maladies aiguës, les troubles de la fonction sudorale constituent le plus souvent un symptôme au même titre que beaucoup d'autres troubles fonctionnels. Ce n'est généralement qu'un symptôme de peu d'importance; quelquefois cependant il mérite une plus sérieuse attention, comme dans la fièvre du rhumatisme articulaire aigu, quelques formes de la fièvre typhoïde, les fièvres septicémiques; enfin il peut arriver qu'il domine l'ensemble symptomatique, comme dans la suette et la pernicieuse diaphorétique.

C'est aussi un fait d'observation que, dans le cours des maladies fébriles ou apyrétiques, les troubles fonctionnels et les lésions qui frappent les principaux organes ont sur la fonction sudorale une influence incontestable; tels sont les perturbations plus ou moins profondes du système nerveux cérébro-spinal, celles surtout du sympathique, les troubles circulatoires, les grandes hémorrhagies, les altérations de la sécrétion rénale, les troubles respiratoires, la dénutrition rapide, et surtout l'élévation de la chaleur intérieure, la fièvre.

La sueur profuse accompagne souvent le délire, les convulsions et le coma qui paraissent dans les maladies aiguës à forme ataxo-adynamique. La douleur violente d'un nerf cérébro-spinal provoque également l'hypersécrétion sudorale; l'homme qui, sans le secours des anesthésiques, supporte les douleurs d'une opération chirurgicale de quelque durée, est pris d'une sueur tantôt froide et partielle, tantôt abondante et générale. L'activité des glandes sudoripares est alors bien certainement mise en jeu par un acte réflexe, et cette sudation est comparable à celle que provoque chez le chat l'excitation du sciatique ou de tout autre nerf de la sensibilité générale.

Ce réflexe sécrétoire n'est pas moins évident dans beaucoup d'affections que caractérise une irritation plus ou moins violente du sympathique. Partie des diverses branches abdominales, cardiaques ou pulmonaires du grand sympathique, cette irritation met en activité les centres et les nerfs excito-sudoraux et la sueur paraît. Cette sueur est toujours froide et coïncide avec la pâleur du tégument; elle est souvent partielle; elle peut être générale, mais avec des lieux d'élection : la face, le cou et les mains. Elle est un des traits principaux du réflexe sympathique, syndrôme habituel dans la plupart des viscéralgies. « Chaque fois que le grand sympathique est touché, il en résulte un ensemble de symptômes constants et de la plus haute gravité : la petitesse du pouls, la pâleur du visage, dont les traits s'altèrent, le refroidissement des extrémités, la *sueur froide*, la prostration des forces, l'extinction de la voix, la sensation d'une fin prochaine (1). » Ce tableau est celui de l'angine de poitrine, des coliques hépatiques, néphrétiques, gastriques et intestinales violentes.

Dans l'angine de poitrine, la sueur partielle a quelquefois une autre signification. On sait que l'accès angineux s'annonce assez souvent par des troubles divers, sensitifs, moteurs, psychiques, sortes d'auras peut-être comparables aux auras de l'accès épileptique. Or, au nombre de ces auras, il faut admettre l'*aura sudorale:* c'est une sueur partielle, limitée au visage par exemple, due sans doute à l'excitation des nerfs sudoraux, et qui paraît quelques instants avant le début de la sternalgie (2).

Beaucoup d'autres excitations pathologiques du grand sympathique provoquent cette sueur partielle froide et visqueuse; ainsi, l'étranglement de l'intestin et les péritonites générales, affections où l'excitation violente du sympathique n'est pas douteuse. Dès que l'étranglement herniaire s'est produit, il survient des vomissements, bientôt suivis de dépres-

---

(1) Peter, *Clinique médicale*, t. I, p. 446.
(2) Renaut, *Lyon médical*, 24 janvier 1880.

sion des forces, de la pâleur de la face, du refroidissement des extrémités et de sueurs froides qui couvrent le visage et les membres (Follin et Duplay). Mêmes phénomènes, mêmes sueurs froides et généralisées dans la gastrite phlegmoneuse (Auvray, Th., 1866).

Mais souvent, les perturbations de l'innervation du sympathique sont moins manifestes, et cependant l'acte réflexe n'est pas moins certain. Il est prouvé que beaucoup de sueurs partielles sont dues à l'excitation, même non douloureuse, des terminaisons gastriques du sympathique : il y a des *sueurs gastriques*. A l'état de santé, l'arrivée des aliments dans l'estomac est suivie d'une certaine crispation des téguments et la transpiration habituelle diminue ; puis, pendant la digestion, la peau est plus chaude et la sueur plus facilement provoquée.

A cet égard, la muqueuse stomacale présente parfois une singulière excitabilité. Très-souvent, l'ingestion de substances aromatiques est accompagnée d'une abondante transpiration. Un médecin ne pouvait prendre du vinaigre à ses repas sans que son visage fût inondé de sueurs. Spring raconte l'histoire d'un autre médecin, non moins curieuse : chez celui-ci, le fonctionnement régulier de l'estomac s'accompagnait invariablement de l'apparition de larges gouttes de liquide au front ; dès que, pendant un repas, cette sécrétion venait à diminuer, il devait cesser de manger, sous peine d'indigestion.

Plus souvent, au contraire, la sueur réflexe gastrique est due à un trouble fonctionnel de l'estomac, tel que la surcharge alimentaire, la nausée, l'indigestion, le vomissement, le catarrhe gastrique et surtout la dyspepsie. L'homme qui souffre d'une dyspepsie de quelque durée a le plus habituellement la peau sèche ; mais au moment de ses souffrances gastriques, quelques heures après l'ingestion des aliments, le visage, le cou, la poitrine, le dos se couvrent de sueurs ; et si, la douleur croît encore, elle peut s'accompagner de sueurs froides, partielles, avec défaillance et syncope.

D'autres excitations viscérales pathologiques provoquent aussi le réflexe sudoral ; telles sont quelques maladies de l'utérus, causes de *sueurs utérines* (Spring), et peut-être certaines excitations de la plèvre. Un homme atteint de pleurésie purulente avait subi neuf ponctions de poitrine; un jour, on lui fait une injection d'iode, aussitôt il éprouve un sensation d'engourdissement et les deux membres du côté malade sont affaiblis; la température n'est pas plus élevée, mais le malade dit que la transpiration est plus abondante et plus facile sur ces membres à moitié paralysés (1). Déjà nous avons vu que Botkin a signalé des sueurs partielles, thoraciques, et même des hémidroses, de nature très-probablement réflexe, au moment de la défervescence de la pneumonie aiguë.

Mais les causes les plus habituelles de l'hypersécrétion sudorale dans les maladies de poitrine sont la diminution de la perspiration pulmonaire et l'asphyxie. L'évaporation aqueuse sur le tégument et celle non moins active sur les membranes broncho-pulmonaires constituent les deux agents essentiels de la régulation thermique. Lorsque la chaleur intérieure ou extérieure s'élève, la sueur est plus abondante et la respiration plus fréquente; cette accélération du rhythme respiratoire, dyspnée thermique d'Ackerman (2), amène dans les réseaux de la petite circulation une masse de sang plus considérable qui vient se refroidir au contact de l'air moins chaud contenu dans les cavités du poumon. Or, lorsque l'un des deux régulateurs vient à faire plus ou moins complétement défaut, l'autre semble lui venir en aide par un surcroît d'activité. Dans bien des maladies des voies respiratoires qui, sans doute ne compromettent pas sérieusement la grande fonction de la respiration, la perspiration broncho-pulmonaire est cependant entravée; alors augmente la perspiration cutanée et la sueur paraît. Ainsi s'expliquent très-probablement un certain nombre de sueurs morbides partielles ou générales, observées dans le cours des bronchites aiguës, chroniques, et de beaucoup d'affections catarrhales (Spring).

Dans toutes les maladies asphyxiques, la régulation thermique par le poumon est encore bien plus profondément trou-

(1) *Soc. médic. des hôpitaux*, nov. 1875. Obs. de M. le professeur Lépine, de Lyon.

(2) Voyez Vulpian, *Vaso-moteurs*, t. II, p. 191.

blée, et de plus, l'absorption d'oxygène et l'élimination de l'acide carbonique sont plus ou moins suspendues ; dans de telles conditions, la chaleur centrale s'élève d'un et même deux degrés (Cl. Bernard, Brown-Séquard), et cette hyperthermie contribue à augmenter la sécrétion des glandes sudoripares. Le visage du malade en proie à l'asphyxie est cyanosé aux lèvres, aux pommettes, et baigné d'une sueur abondante. Ce facies appartient à toutes les asphyxies, au croup, à l'œdème du poumon, aux emphysèmes étendus, aux bronchites suffocantes, aux agonies aiguës, à la période asphyxique du choléra. Tous les malheureux qui succombent à une pneumonie, un hydrothorax, une phthisie aiguë, sont inondés de sueurs pendant toute la durée de la gêne asphyxique de la respiration (Monneret). L'exemple du choléra est particulièrement remarquable ; malgré l'énorme déperdition du liquide par l'intestin, le flux sudoral ne fait pas défaut, quand vient la période asphyxique. Ce liquide répandu sur la peau est froid et visqueux, moins acide qu'à l'état normal (Robin), quelquefois tellement riche en urée qu'il dépose cette substance en grains de givre sur le front ; et, quand il devient très-abondant, toujours il est l'indice d'une terminaison funeste prochaine (Parrot, Burguières).

L'expérimentation et l'observation clinique prouvent que l'activité de la circulation périphérique, la rougeur de la peau sont loin de coïncider toujours avec l'hypersécrétion sudorale ; ainsi la peau sur laquelle se répand l'efflorescence scarlatineuse, reste tout à fait sèche ; cependant les deux phénomènes sont souvent associés. Il est évident que si les vaisseaux des glomérules sudoripares sont pleins de sang, cet état sera particulièrement favorable à la sécrétion, au moment où les nerfs sudoraux seront excités. La face de beaucoup de fébricitants est à la fois turgescente et couverte de sueurs ; les fluxions vasculaires du goître exophthalmique s'accompagnent souvent aussi d'un flux sudoral (Trousseau).

L'affaiblissement du cœur et des vaisseaux périphériques, l'asthénie circulatoire, provoque l'apparition d'une sueur froide et partielle à la face et aux extrémités. De grosses gouttes de liquide visqueux sortent au front, à la poitrine et à la paume des mains pendant la syncope et à la suite de grandes hémorrhagies. Friedereich signale, dans les formes graves de la dégénérescence du cœur, la tendance aux sueurs profuses avec abaissement de la température. C'est d'ailleurs un fait général; la sueur profuse ou partielle est un des signes habituels du collapsus.

Les altérations de la sécrétion rénale agissent très-manifestement sur l'appareil sudoripare. La sécrétion sudorale peut, dans une certaine mesure, suppléer à la sécrétion rénale. Leube (1), Kaup et Jurgensen, Deinenger ont récemment étudié l'influence réciproque de ces deux sécrétions. Les anciens, depuis Hippocrate et Celse jusqu'à Boërhave et van Swieten, avaient souvent parlé de métastases et de sueurs urineuses. Leube cite un certain nombre de faits où la peau servit de voie d'excrétion à quelques-uns des principes de l'urine; son mémoire est accompagné de planches représentant les cristaux de sels urinaires trouvés dans la sueur; il conclut que les sécrétions cutanée et rénale sont dans un rapport de réciprocité complète. A l'appui de ces conclusions, Deininger cite deux faits nouveaux; ses observations ont été faites sur des cholériques. Il faut rappeler qu'en France, Piorry et Forget avaient déjà signalé l'élimination possible par les glandes de la peau des sels de l'urine.

Chez beaucoup de malades qui souffrent d'affections des voies urinaires, l'appareil sudoripare paraît être dans un tel état d'excitabilité, qu'il suffit souvent d'une cause minime pour provoquer une abondante diaphorèse. Mais, nous verrons en étudiant les sueurs des albuminuriques et des diabétiques, qu'il s'en faut de beaucoup que l'épithélium sudoripare ait une activité comparable à celle de l'épithélium rénal. L'odeur urineuse de la sueur dans la rétention et l'infiltration urineuse est attribuée soit à la décomposition en carbonate d'ammoniaque de l'urée que peut sécréter la peau, soit à l'élimination par cette voie des principes de l'urine que le sang résorbe au

(1) *Archiv. für klin. medic.*, t. VII, p. 1.

niveau des foyers urineux. Cette résorption s'accompagne aussi d'accès fébriles à sueurs profuses; nous les étudierons avec les sueurs des fièvres septicémiques.

Dans les maladies aiguës à dénutrition très-active, la sueur profuse est fréquente. Ainsi, dans la fièvre typhoïde, au moment où, la fièvre venant à tomber, le malade commence à maigrir, la peau est souvent baignée de sueur. Cette diaphorèse colliquative est bien plus intense encore dans les formes aiguës, fébriles de la phthisie ; le malheureux phthisique a la diarrhée, il sue abondamment ; il semble que, suivant l'expression de Morton, toutes les voiesd'excrétion s'ouvrent à la fois pour rejeter les déchets de cette combustion excessive et rapide.

Mais de tous ces états morbides propres à provoquer ou exagérer la sécrétion sudorale, le plus efficace c'est l'élévation de la chaleur intérieure, la fièvre. Ce n'est pas que toutes les fièvres causent la sueur indifféremment et à toutes leurs périodes ; il y a, si l'on peut ainsi parler, des fièvres sèches et des fièvres sudorales. Dans cette famille des fièvres sudorales viennent prendre place un grand nombre d'états morbides de nature très-diverse : la suette, la malaria, certaines fièvres typhoïdes, les grippes, le rhumatisme articulaire aigu, les septicémies, la fièvre hectique, etc. Toutes ces maladies sont loin d'être comparables, même au point de vue unique de l'hypersécrétion sudorale; il est nécessaire d'y introduire quelques divisions ; divisions assurément très-arbitraires et qui peuvent tout au plus prétendre à mettre en lumière les principaux caractères que présente la sueur morbide des maladies aiguës fébriles.

En premier lieu, nous étudierons le type le plus achevé des fièvres sudorales, la suette miliaire. Toutes les autres fièvres sudorales, au point de vue qui nous occupe, pourraient être distribuées entre trois groupes : le premier comprendrait les fièvres sudorales algides, comme la pernicieuse algide, où dominent les symptômes du collapsus; le deuxième groupe serait formé des fièvres à accès, dans lesquelles la sueur marque la fin du paroxysme : telles sont les formes habituelles de la fièvre paludéenne, la plupart des septicémies et la fièvre hectique; enfin le troisième groupe serait constitué par les fièvres sudorales continues où la sueur paraît à une époque variable, et s'accompagne souvent d'un ensemble de modifications vers la peau et les grands appareils, modifications pour lesquelles M. le professeur Renaut a proposé l'heureuse dénomination de syndrôme sudoral.

§ 4. — De la suette miliaire.

Il ne rentre pas dans le cadre de ce travail de présenter une histoire complète de la suette miliaire; nous devons seulement étudier le phénomène de l'hypersécrétion sudorale dans une maladie où il présente la plus grande intensité qu'il puisse jamais atteindre. On a divisé la maladie en quatre périodes, comparables aux périodes d'une fièvre éruptive : prodromes, invasion, éruption, desquamation.

La sueur ne serait pas toujours le premier symptôme observé, elle serait précédée de prodromes dont la fréquence et la nature sont d'ailleurs variables suivant les épidémies; M. Foucart (1) les croyait habituels; M. Mazuel (2), qui récemment a fait une remarquable étude d'une épidémie de suette, aurait au contraire constaté qu'ils font souvent défaut. Ces prodromes consistent en faiblesse, inappétence, frissons erratiques, et tendance déjà très-manifeste à la sudation.

Quoi qu'il en soit, l'*invasion* est le plus souvent rapide; le malade s'est souvent couché avec quelques malaises, il se réveille vers le milieu de la nuit (Foucart), frissonnant, avec de la fièvre et le corps inondé de sueurs. Dès le début, cette sudation est excessive; il faut, disent les médecins qui l'ont observée, l'avoir vue pour s'en faire une idée exacte. Le liquide sans cesse sécrété pénètre la chemise, les draps et les matelas; quand le malade se découvre, un nuage de vapeur

(1) *De la suette miliaire*. Paris, 1856.

(2) *Thèse de Paris*, 1876.

s'élève de tout son corps. On ne croit plus aujourd'hui que cette sueur ait une odeur spéciale, celle de la paille pourrie : quand cette odeur existe, elle est due à la malpropreté. Il ne semble pas que l'abondance des sueurs ait quelque valeur au point de vue du pronostic ; la sueur est quelquefois très-copieuse dans l'invasion des formes légères. A la diaphorèse, phénomène dominant de cette période, s'ajoutent des douleurs à la tête, à l'épigastre, aux reins et de la fièvre.

M. Mazuel a fait une étude spéciale de la fièvre; sa thèse contient plusieurs tracés de température. Dans les cas légers, le pouls reste à 70 ou 75, et la température ne s'élève pas beaucoup au-dessus de 38°; parfois même la fièvre peut manquer. Dans les formes graves, le pouls atteint 120 à 130 pulsations, et la température 39 à 40 degrés. Sur quelques tracés, cette ascension fébrile de la période d'invasion paraît progressive et n'est pas sans quelque analogie avec celle de la fièvre typhoïde. Il y a le plus souvent des troubles prononcés des voies digestives ; d'après M. Foucart, l'embarras gastrique serait constant et constituerait une indication thérapeutique très-importante. On sait que ce médecin a mis en honneur la médication vomitive dans le traitement de la suette. Beaucoup de malades ont le sommeil agité par des rêves et des cauchemars, à ce point qu'ils redoutent le repos de la nuit. L'épigastralgie, autre symptôme sur lequel insiste M. Foucart, la dyspnée intense dans les cas graves, véritable dyspnée toxhémique sans lésion pulmonaire, des bouffées de chaleur complètent le tableau de la période d'invasion.

La sueur se continue, excessive, profuse dans la période d'*éruption*, mais elle ne paraît pas l'unique cause de la poussée qui se fait vers la peau : il y a des éruptions abondantes avec des sueurs relativement modérées (Mazuel). Du reste, le moment où paraît la miliaire, et par conséquent la durée de l'invasion est très-variable. Précédée de picotements à la peau, l'éruption se répand sur la partie antérieure du tronc, le cou, puis, dans une seconde poussée, sur le reste du tronc, les membres et la face. C'est d'abord une papule très-petite à base légèrement indurée et sur laquelle paraît rapidement une vésicule; une auréole congestive entoure à ce moment l'élément éruptif, c'est la miliaire rouge. De gros sudamina troubles sont disséminés au milieu de ces boutons, c'est la miliaire blanche. Cependant, la fièvre, les douleurs, l'état gastrique, la constipation, l'insomnie, l'agitation, quelquefois le délire et surtout la transpiration excessive persistent et souvent s'aggravent encore. Il est très-rare qu'il n'y ait qu'une seule poussée éruptive; le plus souvent les poussées vers la peau, précédées d'une recrudescence des symptômes généraux, se succèdent en nombre variable et peuvent ainsi durer plusieurs jours. Cette marche rémittente et paroxystique est en effet un des traits les plus caractéristiques de la période d'éruption. Les rémissions peuvent être très-marquées, au point de simuler l'intermittence des fièvres paludéennes, d'où sans doute cette opinion, d'ailleurs erronée, que la suette n'est qu'une des formes de l'infection maremmatique; mais souvent aussi les poussées sont subintrantes et la maladie suit une marche à peu près continue.

C'est à cette période que paraissent quelquefois des accidents redoutables, cause la plus habituelle de la mort dans la suette. La sueur, qui jusque-là avait abondamment coulé, se supprime tout à coup; le malade revêt l'aspect typhoïde; le pouls petit, dépressible, prend une fréquence insolite, 140 à 150; la température monte à 41 et même 43°; le délire éclate bruyant, quelquefois joyeux ou avec une idée fixe prédominante; puis, après quelques heures de cette violente excitation, arrivent le coma et la mort. Ces accidents, dans quelques épidémies, se développaient avec une rapidité véritablement foudroyante; ils ont été attribués à un accès paludéen intercurrent, à une congestion intense du cerveau, ou même à une méningite : on doit plutôt les considérer comme une manifestation de l'intoxication par le poison miliaire (Mazuel).

Deux jours environ après la dernière poussée de miliaire, paraît la *desquamation*. Elle est à peine sensible dans le cas où l'éruption a été légère; quand elle est abondante, elle ressemble à celle de la rougeole ou de la scarlatine. La sudation qui durait encore se tarit enfin; les douleurs, l'oppres sion disparaissent; l'appétit renaît et la fièvre tombe; la chute de la température, d'après les tracés de M. Mazuel, paraît plutôt lente que rapide. Tous les auteurs ont insisté sur l'accablement, la prostration des forces qui persistent longtemps, et les accidents auxquels sont exposés les convalescents, les névralgies, les palpitations et les paralysies.

Voilà une malade bien digne de fixer notre attention. Une sudation excessive qui marque le début et se poursuit à travers toutes les périodes domine tous les autres symptômes. L'analogie de cette diaphorèse avec celle de certaines pernicieuses, la rémittence quelquefois très-marquée des accidents ont entraîné quelques médecins à considérer la suette comme une pernicieuse diaphorétique. Malgré l'autorité d'Hebra, il n'y a plus aujourd'hui à discuter l'autonomie de cette maladie. C'est véritablement une maladie infectieuse, d'origine tellurique probable, voisine s'il l'on veut, mais cependant distincte de la malaria.

On a cherché à rattacher au flux sudoral si caractéristique de la suette un certain nombre des phénomènes observés, les miliaires et les troubles nerveux et respiratoires. Nous étudierons plus loin la pathogénie des éruptions sudorales. M. le professeur Jaccoud (1) a justement comparé la dyspnée, l'angoisse respiratoire, le délire et les convulsions de la suette aux symptômes analogues du choléra. Dans l'une et l'autre maladie, un flux excessif par la peau ou par l'intestin produit la déshydratation du sang et ces symptômes en sont la conséquence; la suette serait donc une sorte de choléra cutané (Mazuel). Cette comparaison met mieux en évidence encore les désordres que peut entraîner vers les grands appareils cette spoliation excessive par la peau, modifications que nous retrouverons à des degrés très-atténués dans quelques maladies sudorales, à fièvre continue. Comme les cholériques qui, épuisés par le flux intestinal prolongé, restent longtemps faibles et débiles, les malades épuisés par le flux cutané de la suette recouvrent lentement leurs forces musculaires.

Quant à la cause de cette suractivité des glandes sudori-

---

(1) *Path. interne*, t. II, SUETTE.

pares, nous ne la connaissons pas ; mais on peut bien présumer que le poison de la suette frappe directement les nerfs et les centres nerveux de la sueur. La pathologie des maladies infectieuses nous offre bien d'autres exemples de cette action élective souvent si singulière qu'exercent les causes morbides.

Une autre fièvre sudorale, aujourd'hui disparue, le *sudor anglicus*, la suette anglaise, était aussi caractérisée par un flux sudoral d'une extrême intensité. Cinq épidémies de cette maladie (1485, 1507, 1518, 1529, 1551) ont ravagé l'Angleterre. Elle paraît avoir offert plus d'une analogie avec la suette miliaire ; cependant sa nature n'est point rigoureusement déterminée (1) ; beaucoup la considèrent comme une pernicieuse diaphorétique d'une extrême gravité, capable de tuer en quelques heures (2).

§ 5. — Des fièvres sudorales.

Le premier de ces groupes de fièvres sudorales, d'ailleurs absolument arbitraires, que nous avons proposés, comprend les fièvres sudorales algides. Ce n'est plus ici cette diaphorèse active, incessante, cette violente poussée à la peau si caractéristique de la suette miliaire.

Lorsque la fièvre intermittente prend le type pernicieux algide, en général les accidents graves paraissent à la fin du second ou au début du troisième stade de l'accès : la peau pâlit, la température périphérique s'abaisse ; le pouls devient petit, insensible ; une sueur froide et visqueuse partielle ou générale se répand sur la peau. Cette sueur de mauvais augure se prolonge jusqu'à l'accès suivant ; mais en général le premier accès est mortel. Ce qui domine, c'est l'affaiblissement du cœur, le collapsus ; la sueur froide de la face et des extrémités n'en est pas le signe le moins caractéristique. Le

(1) Gintrac, *Traité de pathologie*.

(2) Kaposi, Leçons sur les maladies de la peau. *Note des traducteurs*, p. 188. Nous remercions M. Besnier qui a bien voulu nous communiquer les épreuves de cette traduction en cours de publication.

collapsus apparaît quelquefois inopinément à la fin d'un accès dont les trois stades se sont régulièrement accomplis ; le malade encore couvert d'une sueur chaude, abondante, pâlit tout à coup ; la sueur devient froide, visqueuse ; la mort peut survenir en quelques heures. Aussi les anciens considéraient-ils cette pernicieuse comme la plus trompeuse ; il l'appelaient *fraudulentior* (1).

La pernicieuse diaphorétique est le type du genre ; mais d'une façon générale, on peut dire que des sueurs analogues quoique moins abondantes, froides, visqueuses, passives et toujours d'un pronostic grave, peuvent se montrer dans toutes les maladies où le collapsus est une complication possible, comme dans la fièvre typhoïde, la variole, la scarlatine, l'endocardite ulcéreuse, les périostites phlegmoneuses diffuses, les formes syncopales des pyrexies, certaines pneumonies séniles, justement nommées pneumonies algides (2). Le collapsus de la pneumonie sénile peut apparaître à toutes les périodes, quelquefois dès le début, et la maladie de poitrine revêtir les allures d'une attaque de choléra ; mais plus souvent au moment de la défervescence : alors en quelques heures, la physionomie s'altère, les yeux sont excavés, les joues, le nez pâles et glacés, les extrémités froides et cyanosées ; le corps se couvre de sueurs froides. C'est dans ces cas que l'alcool, le rhum chaud peuvent faire disparaître les accidents.

Hippocrate savait la signification pronostique grave que comportent ces sueurs froides et partielles au cours des maladies aiguës, quand il disait : Dans la fièvre, une sueur froide qui paraît au front, c'est la mort. Nous savons de plus aujourd'hui qu'il s'agit alors d'un affaiblissement profond du muscle cardiaque.

Au deuxième groupe appartiennent ces fièvres à marche paroxystique où la sueur, abondante et plus ou moins prolongée, marque la fin d'un accès fébrile. La fièvre intermittente vulgaire en est l'espèce caractéristique ; à côté se pla-

(1) Torti. *Thérap. spéc.*, lib. 3. cap. 1.

(2) Charcot, *Leçons sur les maladies des vieillards*.

cent les fièvres septicémiques des blessés et des accouchées, les pyohémies, les fièvres hectiques qui, elles aussi, peuvent bien être appelées des fièvres de résorption : tous états morbides dont la marche est paroxystique et chaque accès terminé par une diaphorèse souvent considérable.

Il est sans doute inutile de reproduire ici la description de l'accès paludéen. Le stade de sueur est le plus long des trois; il se prolonge quelquefois pendant une demi-journée. Une diaphorèse chaude et copieuse est en général de bon augure et présage une apyrexie franche; en effet, dans les formes compliquées, inflammatoires ou bilieuses, le stade de sueur est souvent comme avorté. Dans les cas, au contraire, où la solution de l'accès est complète, une sudation abondante peut abaisser la température au-dessous du degré normal pendant plusieurs heures. Il y a des formes irrégulières dont les paroxysmes s'ouvrent par le stade de sueur: c'est ce que les anciens appelaient l'inversion des stades. L'accès peut être très-incomplet: le malade éprouve une légère sensation de frissonnement aussitôt suivi d'une sueur plus ou moins durable.

Enfin, même dans les formes franchement paroxystiques, peuvent s'intercaler des poussées sudorales non fébriles; l'accès paraît le matin, le soir il est terminé; mais, pendant la nuit, le malade est pris de sueurs profuses. Ces flux cutanés surajoutés annoncent souvent l'apparition prochaine de la cachexie paludéenne; dans un cas, où ils avaient résisté au sulfate de quinine, ils furent enfin supprimés par l'atropine. (1)

La composition chimique du liquide sécrété pendant l'accès est peu connue; il serait riche en acides et en sels (Griesenger). M. Tourton a trouvé que l'acidité à peu près normale au début diminue vers la fin de la diaphorèse.

Dans les fièvres septicémiques, les anciens considéraient les sueurs profuses comme une voie d'élimination pour les principes délétères dont le sang s'est imprégné à son passage

---

(1) *Thèse de Royet*, 1877.

à travers les foyers putrides et purulents. Ces sueurs très-copieuses apparaissent à la fin d'un accès fébrile intense ; parfois elles exhalent une odeur fétide ; Bonnet y a constaté l'hydrosulfite d'ammoniaque. D'ailleurs, si dans les formes fatalement funestes de la pyohémie et des septicémies, ce rôle utile de l'hypersécrétion sudorale reste obscur, quelquefois il a paru assez évident ; dans les formes moins sévères de la septicémie, des sueurs profuses sont souvent suivies d'une amélioration notable. C'est l'opinion de plus d'un chirurgien : « Dans l'infection putride chronique, l'amputation jugée nécessaire peut être suivie de succès ; c'est dans ces conditions que nous avons souvent vu les opérés être pris d'un accès de fièvre, suivi de sueurs profuses, qui semblaient constituer une crise salutaire, et servir de moyen à l'économie pour se débarrasser des principes toxiques dont elle est infectée. » (1)

Beaucoup de ces états septicémiques s'accompagnent d'éruptions diverses, roséole, érythème, urticaire, etc. ; mais ce ne sont pas à proprement parler des éruptions sudorales.

Assurément, il n'est pas possible d'étudier, même au point de vue restreint du symptôme sueur, toutes les formes de la septicémie ; ces formes sont innombrables. Le foyer de résoption peut être partout : plaie chirurgicale, puerpérale, abcès profonds, superficiels, lésions spontanées, inflammatoires ou gangréneuses du rein, du foie, du poumon. Ce que l'on peut dire de plus général, c'est que la diaphorèse est, dans toutes ces fièvres, d'autant plus copieuse que le paroxysme est mieux accentué, et que le type fébrile se rapproche davantage du type paludéen ; en d'autres termes, la sueur profuse paraît rompre la continuité de la fièvre et lui donner le caractère rémittent ou même intermittent. Ainsi, dans la pyohémie qui procède souvent par accès dont tous les stades sont nettement indiqués et d'une grande intensité, la diaphorèse peut être excessive ; au contraire, certaines septicémies, remarquables par la continuité du mouvement

---

(1) Legouest, *Chirurgie d'armée*, p. 637.

fébrile, restent des fièvres sèches pendant presque toute leur évolution ; à peine, de temps en temps, quelques poussées vers la peau partielles et passagères (1). Entre ces deux cas extrêmes, se placent beaucoup d'intermédiaires. Ces variétés d'ailleurs existent surtout dans les septicémies; car le caractère essentiel de la pyohémie est précisément sa marche paroxystique.

Dans les formes subaiguës, chroniques, de ces fièvres de résorption, il arrive un moment où la diaphorèse ne paraît plus relever de la fièvre, mais bien plutôt de la cachexie, du marasme; c'est la sueur colliquative des dénutritions rapides, sueur profuse qui survient la nuit, pendant le sommeil, et n'a pas, comme aux périodes de la réaction initiale, le caractère d'une sudation fébrile. Bien différente encore de la sueur fébrile, la sueur de ces périodes ultimes n'a plus aucune influence favorable; elle contribue beaucoup au contraire à l'épuisement du malade.

Certaines de ces fièvres de résorption de très-courte durée, peuvent ne compter qu'un seul paroxysme. La colique hépatique s'accompagne quelquefois d'un accès fébrile violent au point de simuler un accès pernicieux (2), accès très-comparable à l'accès de fièvre uréthrale que développe le cathétérisme ; dans l'un et l'autre cas, en effet, il semble que la déchirure même superficielle des muqueuses ait ouvert une porte à quelque poison septique.

Parmi les fièvres à paroxysmes multiples, les plus intéressantes, à notre point de vue, sont les fièvres urineuses. M. le professeur Guyon vient d'en faire une étude remarquable dans des Leçons encore inédites et qu'il a bien voulu nous communiquer. L'auteur distingue deux formes de la fièvre urineuse, et cette distinction est fondée précisément sur les caractères du stade sudoral.

Dans la première forme, le deuxième stade est très-court, il semble n'exister que pour préparer la sueur. En effet, bientôt la peau devient moite, humide ; dès ce moment, le

(1) Blum., *Th.*, *Strasbourg*, 1870.
(2) Charcot, *Leçons sur les maladies du foie*.

calme renaît, c'est une sorte de détente générale. Cependant la sueur s'accroît et s'étend à toutes les parties du corps ; elle ruisselle de toutes parts et pénètre les draps et les matelas. Ces sueurs profuses font partie intégrante, nécessaire de l'accès urineux franc ; elles laissent un abattement quelquefois prononcé, mais elles ont l'avantage de faire cesser l'angoisse des premiers instants. L'abondance de la sueur doit être en rapport avec l'intensité du frisson ; cette abondance est d'un pronostic favorable ; aussi faut-il chercher à provoquer ou augmenter la sueur dans les fièvres urineuses.

Dans la deuxième forme, la fièvre est encore paroxystique, mais les accès en sont plus fréquents ; le frisson, intense, prolongé, reste le phénomène principal de tout l'accès ; ou bien l'état fébrile est continu et présente des exacerbations plus ou moins nombreuses. Le stade sudoral est ici bien différent de ce qu'il était dans la première forme ; la sueur paraît à peine et reste souvent partielle ; la chaleur persiste longtemps, aussi ardente qu'au début le frisson avait été intense et prolongé.

Voilà deux types fébriles, qui, par leur contraste, montrent bien le rôle utile de la sudation dans les paroxysmes des fièvres septicémiques. Dans l'un, tous les accidents si pénibles du début disparaissent quand arrive la sueur ; malgré l'abattement qui suit inévitablement un flux sudoral abondant, le sentiment de bien-être est d'autant plus prononcé que la sueur est plus copieuse ; dans l'autre, au contraire, la fièvre et l'angoisse persistent, parce que la sueur ne vient pas. En sorte qu'on peut bien dire : la diaphorèse ne juge pas la maladie elle-même, mais elle en juge les paroxysmes.

§ 6. — Fièvres sudorales. — Syndrôme sudoral.

Le troisième groupe des fièvres sudorales comprend beaucoup d'états fébriles continus : les fièvres typhoïdes sudorales, le rhumatisme articulaire aigu, certaines formes de la grippe, quelques maladies inflammatoires, etc. Quand paraît la diaphorèse, la plupart de ces maladies, bien différentes sans doute par leurs causes et leur évolution, revêtent cependant une physionomie commune.

La peau est chaude, quelquefios turgescente à la face, mais souvent pâle comme dans le rhumatisme; le pouls plus large, la respiration un peu précipitée mais facile; l'urine est plus rare,haute en couleurs; la soif vive, incessante, tourmente le malade et chaque ingestion le liquide semble augmenter la poussée sudorale; cependant la langue ne se dessèche pas, elle reste blanche, humide; souvent il y a dès ce moment une tendance marquée à la constipation; la fièvre persiste quelquefois à un haut degré, mais la diaphorèse abondante paraît en rompre la continuité; les rémissions sont plus accusées. L'animation du regard, la dilatation fréquente des narines, la sueur qui perle en grosses gouttes sur les joues, le nez et le bas du visage, qui ruisselle du front et colle les cheveux aux tempes, achèvent de caractériser le faciès de ces fièvres sudorales. Le malade est littéralement dans un bain; toutes les pièces de la litterie sont imprégnées de liquide.

La sueur, abondante et continue, est bien le trait dominant de ce tableau; mais, on le voit, la diaphorèse s'accompagne d'un ensemble de modifications des grandes fonctions, qu'il faut mieux connaître : c'est cet ensemble symptomatique que M. Renaut a proposé de nommer syndrôme sudoral. A cet ensemble symptomatique convient en effet le nom de syndrôme; ces sueurs abondantes et prolongées modifiant la fièvre, le pouls, les urines, impriment une physionomie spéciale à ces maladies fébriles; bien différentes de beaucoup d'autres sueurs précédemment étudiées, qui restent partielles, passagères, et n'ont dans les maladies aiguës d'autre valeur que celle d'un épiphénomène.

Il n'est pas facile de présenter une étude complète du syndrôme sudoral. Cette étude n'existe pas dans les ouvrages classiques. Les anciens, partout et toujours préoccupés de l'idée symptomatique et pronostique, ne peuvent offrir que quelques données disséminées dans leurs écrits. Cependant, si cette étude ne peut être complète, l'observation attentive d'un état fébrile vraiment sudoral, et qui n'est pas rare, le rhumatisme articulaire aigu, peut en donner une idée.

On sait que dans le rhumatisme articulaire aigu, la fièvre

s'allume au début de la maladie, sans présenter d'abord le caractère sudoral; pendant deux, trois jours et même davantage ,la peau est seulement chaude, halitueuse. Les jointures commencent à devenir douloureuses, et se couvrent d'une légère teinte rosée. Le pouls est plein, vite, quelquefois dicrote, mais l'amplitude n'en est pas exagérée. Le taux de l'urine n'a point encore baissé, elle est rendue en quantité à peu près normale. Cette période fébrile répond à ce que les anciens ont improprement nommé la fièvre rhumatismale; mais bientôt la scène change, les fluxions articulaires se prononcent enfin; la sueur et les phénomènes qui l'accompagnent se manifestent et dans quelques cas deviennent rapidement prédominants.

Dès lors, chaque jour le malade est baigné d'une sueur générale qui diminue le soir, au moment de l'exaspération fébrile, et reparaît plus abondante vers le matin; le rhumatisant au réveil est couvert d'une sueur profuse.

Le liquide sans cesse sécrété tache le linge, lui donne une certaine fermeté ; il paraît contenir une petite quantité de matières grasses. D'après beaucoup d'auteurs, ce liquide serait aussi fortement acide; il le serait même plus au niveau des jointures douloureuses (Williams). Cette acidité exagérée a été attribuée à l'acide acétique et surtout à l'acide lactique. Richardson a produit chez des chiens des fluxions articulaires et des endocardites en injectant de l'acide lactique dans le sang. Y aurait-il un excès d'acide lactique dans le sang des rhumatisants (Prout, Williams, Todd, Fuller), et la sueur en serait-elle la voie d'élimination ? Mais il est démontré que les lésions valvulaires sont chez le chien d'une extrême fréquence, et qu'un grand nombre d'empoisonnements ont des manifestations articulaires (1). M. Besnier attribue l'acidité de ces sueurs copieuses du rhumatisme à la décomposition du liquide sécrété et retenu au contact de l'épiderme macéré. D'ailleurs, si, au début de la poussée sudorale, le liquide est acide, il devient plus tard neutre, exceptionnellement alcalin (2).

---

(1) Charcot, *Leçons sur les maladies des vieillards*, p. 175.

(2) Besnier, Art. RHUMATISME, *Dict. Encyclop.*

C'est au milieu de ces sueurs profuses, que paraissent sur le cou, le thorax et l'abdomen, les sudamina et les miliaires.

Ce flux cutané excessif produit une prostration des forces manifeste ; il contribue sans doute au développement rapide de l'anémie rhumatismale. En effet, sous ces gouttes de sueur qui coulent de toutes parts, la peau bientôt prend une teinte pâle, anémique, malgré la fièvre. La durée de cette poussée sudorale est variable dans le rhumatisme polyarticulaire aigu; elle peut durer jusqu'à deux et trois septénaires.

Pendant la sueur, la circulation générale, et par conséquent le pouls qui en reflète les caractères, sont notablement modifiés. Bordeu (1) a consacré un grand nombre de pages à décrire le pouls de la sueur. Ce pouls, dit-il, est plein, souple, développé, fort, etc., il peut combiner ses caractères à ceux du pouls des diverses maladies. Quelques observations pleines de justesse se mêlent dans ces pages à beaucoup de discussions stériles. La vérité est que chez un homme qui sue abondamment, le pouls est large et mou, souvent dicrote comme dans le dernier stade de l'accès paludéen. La tension artérielle s'abaisse, comme après la saignée; et, en effet, les capillaires exsudent leur sérum par tous les pores de la peau.

Du reste, cette amplitude exagérée du pouls de la sueur, est dans quelques cas particulièrement remarquable. L'article INSUFFISANCE AORTIQUE de MM. Potain et Rendu (2) contient un tracé du pouls radial dans cette lésion valvulaire, recueilli par mon maître, M. Renaut, dans le service du professeur Hardy; or, ce tracé, véritable tracé géant de l'insuffisance, dont la ligne d'ascension s'élève à 33 millimètres, a été pris pendant la période diaphorétique d'un rhumatisme articulaire aigu. Cette période sudorale terminée, l'amplitude exagérée de ce pouls disparut; elle se réduisit à 10 ou 12 millimètres. On peut donc conclure que la diaphorèse soutenue modifie la circulation générale et abaisse la tension artérielle, comme le fait toute déperdition séreuse considérable.

---

(1) *Traité du pouls* de Bordeu, ch. XVI.

(2) *Dict. encycloped.*, article CŒUR.

La sécrétion rénale subit aussi l'influence de la diaphorèse. Lister disait (1) que dans les sueurs fébriles, l'urine est rare, âcre, sédimenteuse, parce que la majeure partie de l'eau passe dans les sueurs; il en concluait que la sueur remplace l'urine : *Sudor tenuis urina est.* En effet, le rhumatisant, en pleine période sudorale, n'urine pas plus de 400 à 500 grammes d'un liquide dont la couleur est foncée, l'odeur âcre, concentrée, et qui dépose rapidement par le refroidissement les sels qu'il contient. A cette urine qu'on ajoute, comme le faisait souvent le professeur Lorain, de l'eau tiède, jusqu'à ce que la densité descende au chiffre normal 1018 à 1020, elle reprendra le caractère d'une urine normale, elle perdra sa fétidité; ce qui lui manque, c'est donc seulement de l'eau; cette eau a pris la voie de la peau au lieu de passer par le rein; mais tous les autres éléments, sels, pigments, albumine, s'il en existe, persistent et ne sont pas modifiés. En d'autres termes, la diaphorèse n'agit sur l'urine que par la soustraction d'une quantité d'eau plus ou moins considérable.

M. A. Robin (2) a fait sur ce rapport de l'urine et de la sueur de nombreuses observations dans la fièvre typhoïde. Lorsque les formes légères ou moyennes de la typhoïde prennent le type sudoral, la quantité d'urine est très-diminuée dans les premières périodes; elle reste encore, dans les dernières périodes, très-inférieure au chiffre qu'elle atteint habituellement lorsque l'hypersécrétion sudorale a fait défaut; la densité est d'un bout à l'autre de la maladie plus élevée; enfin, et c'est là un fait nouveau, en apparence paradoxal, la quantité absolue des matériaux solides est dans l'urine des formes sudorales, au début comme au déclin, *plus considérable* que dans l'urine des formes sèches. Ce résultat inattendu peut s'expliquer; et M. A. Robin propose une interprétation très-acceptable. La plupart de ces formes sudorales ont présenté au début des phénomènes typhoïdes assez prononcés et souvent une température élevée; les déchets abondants d'une

---

(1) Lister, *De humoribus*, p. 376, cité par Haller; *Prælec. Acad.*, t. III, p. 570.

(2) *Essai d'urologie clinique*, th. Paris, 1877.

combustion très-active trouvaient dans le rein une voie suffisante à peine; accumulés dans le sang, ils eussent pu produire des accidents graves, la voie de la peau s'est ouverte, l'élimination est devenue plus complète, et de la sorte, ont été prévenus les accidents dus à la dépuration imparfaite du sang. Dans les formes sudorales graves, malgré l'hypersécrétion cutanée, le chiffre des principes fixes de l'urine est encore plus élevé que dans les formes précédentes, sudorales bénignes ou moyennes, fait qui semble fournir un nouvel appui à l'interprétation proposée.

La diaphorèse a-t-elle une action marquée sur la chaleur fébrile? A l'état physiologique, l'appareil sudoripare joue un rôle important dans le phénomène de la régulation thermique; lorsque la température extérieure s'élève, la perspiration cutanée devient plus active et la peau se couvre de sueurs. Dans la fièvre, l'effort sudoral est très-probablement provoqué par l'impression qu'exerce sur le système nerveux l'élévation de la chaleur intérieure. La sueur des états fébriles contribue sans doute à abaisser la fièvre; cet abaissement peut être évalué à un demi-degré, un degré lorsque la sueur est soutenue et profuse. Aussi la fièvre des maladies sudorales est-elle généralement rémittente, et la rémission est matinale; la température s'élève ensuite de nouveau, et le fastigium vespéral coïncide avec le minimum des sueurs. Cette allure particulière de la fièvre sudorale n'est pas propre au rhumatisme articulaire aigu; elle existe également dans certaines grippes, quelques septicémies, la phthisie galopante, les formes bronchitiques de la phthisie aiguë, etc. On peut donc dire que la diaphorèse soutenue peut rompre la continuité de la fièvre, et contribuer à lui donner le caractère rémittent.

La sudation provoquée par le jaborandi chez les fébricitants produit également un certain abaissement de la température. M. A Robin (1) conclut de ses observations que ce

(1) *Études physiologiques et thérapeutiques sur le jaborandi*, Paris, 1876.

médicament provoque une élévation de la fièvre, vers le début de son action, une diminution progressive à partir de l'établissement de la sudation, puis un abaissement au-dessous de la température initiale. Si le jaborandi est administré à la période d'augment de l'état fébrile, l'abaissement est transitoire, la température remonte après vingt-quatre ou trente-six heures; mais, si l'époque de la défervescence est proche, cette chute de la fièvre provoquée par le jaborandi peut être définitive. La moyenne de la chute thermique ainsi obtenue serait de 0°,4, à 0°,5, et rarement un degré.

Les conclusions de M. A. Robin sont généralement acceptées (S. Ringer, Gould, Riegel et Bardenhewer); mais il y a des dissidents. D'après Lorisch, le jaborandi ne produit aucun effet sur la température; Green (*Philad. medic. Times*, 1875) aurait constaté une élévation; Weber admet l'élévation, mais considère comme tout aussi fréquent le maintien de la température à son degré initial pendant l'action du jaborandi. Enfin M. Pitois (1), dans un travail récent, arrive aux mêmes résultats que M. A. Robin.

Cependant l'influence de la diaphorèse n'est pas toujours de tout point favorable. La diminution de la fièvre n'est pas un avantage proportionné à la perte des forces, à la prostration qu'entraîne à sa suite un flux sudoral intense. D'ailleurs, lorsque le mouvement fébrile est très-accentué, la rémission sudorale est à peine appréciable. Il y a des fièvres typhoïdes sudorales où la température reste, malgré la sueur profuse, toujours très-élevée; et, dans le rhumatisme articulaire aigu lui-même, des sueurs excessives avec miliaires accompagnent parfois de très-hautes températures et doivent faire craindre l'apparition des complications cérébrales, du rhumatisme cérébral hyperthermique. Une sueur profuse n'abaisse la température que de quelques dixièmes de degré, un degré au plus : c'est donc un obstacle minime à la marche ascendante de beaucoup de fièvres intenses. Ce qui prouve bien d'ailleurs que la sueur fébrile, dans plus d'un cas, doit être plutôt considérée, comme un trouble fonctionnel, manifes-

(1) Thèse de Paris, 1879. *Jaborandi et Policarpine.*

tation de la maladie, au même titre que beaucoup d'autres symptômes; ce qui réduit à de minimes proportions le rôle providentiel qu'on peut lui attribuer, c'est que, même dans le rhumatisme articulaire aigu, la sueur peut être supprimée, sans que de cette suppression résulte aucune élévation de la température. Dans un fait de Fraentzel (1), un rhumatisant présente le soir, avant l'administration de l'atropine, une température de 38°,5; le pouls est à 90; la respiration à 24; on donne 1 milligramme d'atropine à 8 heures; à 9 heures, la sueur diminue, à 10 heures elle disparaît complétement; le lendemain matin, la sueur reste supprimée et l'on trouve T. 38, 2, P. 88, R. 24.

Ces discussions ne sont pas sans intérêt pratique. Si la sueur abondante du rhumatisme a pour but salutaire d'abaisser la température ou de prévenir le développement des complications, comme le croient encore beaucoup de médecins, il faut assurément la respecter; mais, si cette activité exagérée des glandes sudoripares n'est qu'un symptôme de la maladie, quand bien même elle peut abaisser la température de quelques dixièmes de degré, puisque certainement cette déperdition de liquide affaiblit le malade, il peut parfois être indiqué de chercher à la supprimer. C'est là d'ailleurs la conclusion de M. Vulpian : « Dans l'état actuel de nos connaissances, on ne saurait admettre que l'exagération de la sueur obtenue chez les rhumatisants à l'aide des moyens thérapeutiques ait une action utile. On a vu au contraire la suppression de la sueur produire de bons effets. J'ai observé plusieurs cas dans lesquels l'arrêt de la sueur au moyen de l'atropine a soulagé considérablement le patient, sans produire la moindre aggravation des phénomènes de la maladie et sans en prolonger la durée. » (2)

Le flux sudoral s'accompagne d'une sorte de nivellement des températures centrale et périphérique. Récemment Niesse (3) a fait sur ce point quelques expériences nouvelles. L'auteur a

(1) In *Thèse de Dautricourt*. Paris, 1873.
(2) Leçons sur le jaborandi. *Progrès médical*, 1er mai 1875.
(3) *Dissert. inaug.* Berlin, 1877.

comparé la température du pied, prise entre deux orteils, à celle de l'aisselle, dans un certain nombre de poussées sudorales, les unes spontanées, les autres provoquées par les bains ou le jaborandi. Les expériences faites avec le jaborandi sont plus acceptables; dans un cas, la température des orteils s'est beaucoup rapproché de celle du creux axillaire. Cependant, dans ces observations, deux éléments entrent en jeu, dont il est difficile d'apprécier l'influence respective : l'hypersécrétion sudorale et les modifications de la circulation périphérique.

Dans les états fébriles à sueurs profuses, où la déperdition aqueuse est incessante, les forces tombent comme à la suite des flux intestinaux prolongés ou des saignées copieuses. La faiblesse est parfois extrême, et la teinte anémique des téguments s'accentue promptement. La cause principale de l'anémie rapide des rhumatisants affectés de sueurs profuses réside dans cette spoliation séreuse soutenue. Nous avons vu que dans la maladie sudorale par excellence, la suette, l'énorme déperdition du liquide par la peau entraîne des troubles analogues et beaucoup plus accusés : l'anxiété précordiale, la dyspnée, l'extrême faiblesse musculaire qui persiste longtemps après la guérison de la maladie.

Les manifestations cutanées ne sont pas les moins caractéristiques parmi les phénomènes du syndrôme sudoral. C'est là la question des éruptions sudorales. De ces éruptions, les unes, les sudamina et les miliaires, appartiennent bien véritablement au flux sudoral; les autres, au contraire, s'y rapportent moins directement; tels sont beaucoup d'exanthèmes d'apparence très-diverse, que l'on observe particulièrement chez les très-jeunes enfants pendant les grandes chaleurs de l'été.

Les sudamina et les miliaires ne paraissent pas seulement pendant les flux sudoraux de la fièvre. Dans les pays chauds, la sudation, due à la chaleur extérieure, suffit à les produire. D'autre part, des fièvres avec sueurs abondantes n'en présentent pas, telle est la fièvre hectique des tuberculeux. Quelquefois, la vésicule ne va pas au-delà du sudamen, comme dans la fièvre typhoïde; une éruption de sudamina très-fins sur le ventre, souvent plus appréciables au toucher qu'à la vue, se montre fréquemment dans la première période de cette maladie. Les miliaires se rencontrent avec une fréquence et une valeur clinique variables dans la scarlatine, le rhumatisme articulaire aigu, les formes diverses de la septicémie puerpérale, dans le cours de quelques maladies inflammatoires, l'hépatite, la méningite, etc.

Les sudamina sont des vésicules transparentes, minuscules; les miliaires, des vésicules plus grosses de coloration diverse, blanches comme le lait, jaunes comme une pustule de variole, quelquefois teintées de rouge (1). L'érythème accompagne surtout la miliaire jaune, et d'autant plus prononcé, qu'elle est plus confluente. Toutes ces éruptions ont des lieux de prédilection : le cou, la poitrine, l'abdomen, les plis de flexion, les aines, les aisselles, en général les régions où la peau est plus délicate et la sécrétion sudorale plus active ; toutes peuvent être observées en même temps chez le même malade ; bien des rhumatisants ont à la fois des sudamina et des miliaires. La réaction du liquide des vésicules transparentes est contestée ; alcaline pour quelques-uns (Monneret, Kaposi), acide pour la plupart (Lailler, Renaut) ; tantôt alcaline et tantôt acide (Besnier). Du reste, la détermination de cette réaction, au point de vue de la pathogénie de la vésicule, perd de sa valeur, puisque nous ne sommes pas fixés sur la réaction de la sueur normale.

L'étude histologique de ces lésions prouve qu'elles dérivent les unes des autres ; cette question a été résolue par le professeur Renaut (2). Le phénomène initial est l'effraction des couches épidermiques, au niveau de la zone granuleuse, par le départ brusque du flux sudoral. L'épiderme disjoint se soulève en une phlycténule remplie de sueur, c'est le sudamen. Les cellules migratrices pénètrent cette vésicule, s'y accumulent même en grand nombre ; cependant le liquide reste

---

(1) Besnier, *Dict. encycl.*, art. MILIAIRE, p. 669.

(2) Voyez : *Dict. encyclop.*, art. DERMATOSES, et Kaposi, *Leçons sur les maladie de la peau*, traduction de MM. Besnier et Doyon, Note de M. Renaut, p. 190.

transparent, car toutes ces cellules vivantes ont un très-faible indice de réfraction et par conséquent ne peuvent troubler la transparence du liquide. Dans un tel milieu, bientôt ces cellules meurent ; des granulations graisseuses paraissent dans leur protoplasma ; l'indice de réfraction est alors fort différent de celui du milieu liquide : de transparente qu'elle était, la vésicule devient blanche ; elle prend l'aspect d'une émulsion ; c'est la miliaire blanche. A un degré plus avancé, les cellules dont la dégénérescence graisseuse se poursuit se transforment en globules de pus, et les miliaires blanches en miliaires jaunes. Il existe alors un petit abcès intra-épidermique, qui, comme la pustule variolique, s'entoure d'une auréole érythémateuse plus ou moins étendue.

Ainsi, pour M. Renaut, la cause première de ces éruptions vésiculeuses qui commencent au sudamen et finissent à la miliaire jaune, ce n'est pas tant l'abondance que la brusquerie de la sécrétion sudorale. En effet, on voit souvent des malades affligés de sueurs profuses et qui n'ont pas de sudamina ni de miliaires, comme les phthisiques ; d'autre part, la confluence de ces éruptions n'est pas toujours en rapport avec l'abondance de la diaphorèse. Je dois ajouter cependant que MM. Besnier et Doyon (1), dont on connaît l'autorité en pareille matière, n'acceptent pas complétement cette interprétation ; parmi les conditions diverses au milieu desquelles paraissent les sudamina et les miliaires, ils accordent une influence pathogénique prépondérante à l'hyperthermie continue et prolongée, avec toutes les modifications qu'elle entraîne dans la constitution anatomique de la peau, modifications sans doute très-propres à favoriser l'effraction sudorale.

Le deuxième groupe des éruptions sudorales est constitué par ces exanthèmes d'aspect si divers que l'on observe pendant les chaleurs de l'été sur les très-jeunes enfants : exanthèmes scarlatiniformes, rubéoliformes, etc. Il est clair que la pathogénie de ces éruptions n'est aucunement comparable à celle des sudamina et des miliaires. Il est bien probable en

(1) Kaposi, Note des traducteurs, p. 192 et *Dict. encyclop.*, art. MILIAIRE, par M. Besnier.

effet que, dans ce cas, sueurs abondantes, érythèmes, vésicules, pustules sont au même titre l'effet des modifications qu'imprime au tégument si délicat des jeunes enfants une chaleur excessive aidée souvent de l'insuffisance des soins hygiéniques. La plupart des médecins qui ont écrit sur les maladies des enfants, en ont incidemment parlé, surtout pour montrer combien, pendant les épidémies de fièvres éruptives, ce diagnostic, en apparence si simple, peut présenter de difficultés. A ces remarques M. le professeur Perroud, de Lyon, ajoute que les vésicules et les pustules ainsi développées deviennent, à l'hôpital, assez souvent le point de départ d'ulcérations diphthéroïdes (*Comm. orale*).

Duclos (1) a écrit un long mémoire sur ces éruptions sudorales des enfants ; il en décrit quatre espèces : *exanthématiques*, comprenant des érythèmes rubéoliformes et scarlatiniformes; *vésiculeuses :* herpès, eczémas impétiginoïdes et lichénoïdes; *pustuleuses :* acnés, impétigos, ecthymas; *papuleuses :* prurigos, lichens. Ces poussées vers la peau sont accompagnées quelquefois d'une fièvre légère ; elles paraissent et disparaissent très-rapidement, sans présenter cette marche cyclique des vrais exanthèmes ; enfin on les voit se combiner ou se succéder très-diversement chez le même sujet. Peut-être Duclos a-t-il exagéré le nombre de ces éruptions sudorales ; celles que l'on rencontre le plus souvent sont des miliaires, des vésicules rappelant la varicelle et des exanthèmes à forme de rougeole ou de scarlatine. Quant à l'interprétation proposée, elle paraît aussi contestable : l'auteur attribue toutes ces lésions cutanées à des modifications quantitatives et qualitatives de la sueur.

L'histoire de la suette nous a montré le syndrôme sudoral à son plus haut degré ; les fièvres sudorales continues, comme le rhumatisme articulaire aigu, en ont présenté le type moyen; il y a en outre des formes encore plus atténuées ; beaucoup de maladies ont une période diaphorétique transi-

(1) *Journal de médecine* de *Trousseau*, 1846, p. 257.

toire, de peu de durée, comme certaines grippes, et la plupart des affections catarrhales. Dans ces fièvres, en effet, des sueurs profuses, acides et quelquefois fétides, paraissent d'ordinaire vers la fin, tandis qu'au début la peau reste sèche et ardente (Spring).

Toutes les maladies du groupe typhoïde, le typhus exanthématique, la fièvre récurrente, la fièvre typhoïde, la typhoïde bilieuse, la peste, ont une tendance générale, variable suivant les espèces, aux manifestations cutanées; souvent le flux sudoral n'y fait pas défaut. Mais ce n'est pas un symptôme nécessaire, il peut aussi manquer et paraître à des époques diverses.

Toutes ces maladies ont aussi une tendance adynamique des plus prononcées et les sueurs profuses n'y sont point rares pendant la convalescence. Dans les formes abortives, celles du typhus par exemple, la défervescence des symptômes fébriles, aussi rapide que leur invasion, coïncide souvent avec une sudation abondante et des éruptions d'herpès au visage. Même dans les formes plus sévères, l'abaissement de la température, qui survient du treizième au dix-septième jour, s'accompagne fréquemment de sueurs plus ou moins abondantes (Griesenger).

On ne connaît guère les caractères physiques et chimiques de la sueur de ces maladies typhoïdes. M. Tourton lui a trouvé une acidité prononcée dans deux cas de fièvre typhoïde, même avec une température de 39 à 40°; en effet, pour neutraliser cette acidité il fallait huit et neuf gouttes d'une solution de potasse dont cinq à six gouttes neutralisent l'acidité normale. Andral avait d'ailleurs déjà fait cette observation : dans les fièvres typhoïdes, quelle que soit la gravité, l'acidité persiste. La sueur de certaines de ces maladies aurait-elle une odeur particulière ? Murchison raconte qu'une garde-malade très-expérimentée de l'*hôpital de la fièvre typhoïde* pouvait toujours distinguer le typhus de la fièvre typhoïde, à cause d'une odeur particulière de la peau, qui manque dans la fièvre typhoïde.

La fièvre jaune présente aussi de ces chutes de température trompeuses ou favorables et qui s'accompagnent de sueurs abondantes; souvent aussi même avec température très-élevée la peau se couvre de sueurs, qui d'ailleurs n'apportent aucun soulagement (Griesinger).

Nous avons peu de données positives sur la pathogénie de ces flux sudoraux; ni l'hyperthermie, ni l'activité exagérée de la circulation périphérique ne suffisent à elles seules pour les expliquer. En effet, il y a des fièvres sèches souvent d'une extrême intensité, comme la fièvre d'invasion de la scarlatine, et des exanthèmes sans hypersécrétion sudorale.

Puisque l'expérimentation démontre qu'il n'y a pas à l'état normal de sécrétion sudorale sans l'intervention directe des nerfs, on peut bien admettre qu'il doit en être ainsi dans les maladies. Quant aux causes morbides qui mettent en jeu l'activité des nerfs et des centres sudoraux, elles sont probablement très-diverses : l'élévation de la chaleur intérieure, la fièvre, le poison des septicémies, l'accumulation dans le sang des déchets de la combustion fébrile, les perturbations nerveuses que peut amener l'évolution spontanée de la maladie.

L'expérimentation semble également prouver que les glandes sudoripares sont soumises à une double innervation, l'une modératrice et l'autre excitatrice. Les nerfs cérébro-spinaux sont la voie des influences incitatrices; les nerfs du sympathique, celle des influences modératrices. On peut présumer que les causes morbides peuvent, pour provoquer la sueur, agir de deux façons, exciter les nerfs accélérateurs ou bien paralyser les nerfs modérateurs.

Du reste, avant les découvertes de Lüchsinger, M. Vulpian avait discuté ces hypothèses sur la pathogénie des sueurs fébriles : « il nous est impossible, disait-il, de déterminer directement si la cause pyrétogène provoque la sueur, dans une certaine période des états fébriles, en paralysant les éléments nerveux modérateurs de la sécrétion sudorale, ou bien en stimulant les éléments nerveux incitateurs de cette sécrétion » (1). Depuis, l'existence des fibres excito-sécrétoires est démontrée et l'existence des fibres modératrices reste, nous l'avons vu, très-probable.

(1) *Vaso-moteurs*, t. II, p. 502.

Beaucoup de sueurs morbides paraissent plutôt provoquées par une excitation plus ou moins intense et prolongée des nerfs et des centres excito-sudoraux : telles sont beaucoup de sueurs partielles, réflexes, celles qui débutent avec la fièvre, et peut-être celles de la défervescence. Dans d'autres cas, la sudation est plus probablement de nature paralytique ; ainsi, dans la plupart des fièvres paroxystiques dont l'accès se termine par une diaphorèse abondante, comme les fièvres pyohémiques et surtout la fièvre intermittente, dans ses formes habituelles. Au début de l'accès paludéen, il y a certainement une violente excitation du sympathique dont témoignent la pâleur de la face, le frisson, la constriction des artères périphériques. A cette excitation succèdent l'épuisement, la paralysie ; la face se colore, la peau devient turgescente et les artères se dilatent ; peut-être la sudation abondante qui paraît alors est-elle bien, elle aussi, un symptôme de cette paralysie temporaire du sympathique ; et, jusqu'à un certain point, on peut la comparer à l'hypersécrétion sudorale de la paralysie expérimentale, due à la section du sympathique cervical.

§ 7. — Indications pronostiques fournies par la sueur.

Les anciens accordaient une grande importance aux sueurs dans la question du pronostic des maladies aiguës, ainsi que le prouvent beaucoup d'aphorismes du livre du Pronostic. Nous avons en grande partie conservé cette tradition. Le médecin qui s'approche du lit d'un malade se livre presque toujours à une exploration instinctive des fonctions de la peau ; il met la main sur la poitrine ; une chaleur sèche, mordicante du tégument lui laisse une impression défavorable ; la moiteur le rassure. Dans la médecine hippocratique, il n'y a de véritablement bonnes que les sueurs critiques ; toutes les autres peuvent être fâcheuses. Les sueurs initiales, qui débutent avec la fièvre, sont souvent de mauvais augure : *Sudor multus cum febribus acutis oboriens, malus.* « Les pores de la peau ne peuvent s'ouvrir avec avantage qu'à ce moment précis où la matière morbifique, arrivée pendant la fièvre à coction parfaite, est enfin préparée pour l'expulsion. » Ces images expriment une idée juste ; pendant la période d'état de la maladie, l'hypersécrétion sudorale n'est le plus souvent qu'un trouble fonctionnel ; à la défervescence, l'apparition d'une sueur de bonne nature indique le rétablissement des fonctions de la peau. La diaphorèse trop hâtive augmente la violence de la maladie ; ainsi, elle peut accélérer l'apparition de l'exanthème dans les fièvres éruptives.

L'heure à laquelle apparaît la sueur n'était pas non plus indifférente : les sueurs favorables, la sueur critique par exemple, surviennent surtout le matin ; celles qui suivent de trop près l'ingestion des aliments ont l'inconvénient de troubler la digestion ; celles de la nuit suspendent le sommeil, etc.

Le caractère actif ou passif du flux sudoral avait aussi une grande importance. Cette distinction est en effet fondée. Quand la sueur accompagne la rougeur et la chaleur de la peau, elle n'est pas nécessairement fâcheuse ; elle l'est, au contraire, quand elle est froide, visqueuse et qu'elle paraît sur visage pâle ; elle est alors, en effet, un des signes de l'affaiblissement du cœur, du collapsus. Hippocrate avait dit : une sueur froide qui paraît au front pendant la fièvre, c'est la mort. Cette sueur de fâcheux augure peut se montrer, nous l'avons vu, à toutes les périodes des maladies infectieuses et dans certains états adynamiques où le collapsus est une complication possible.

L'abondance de la sécrétion sudorale contribue quelquefois, modérément il est vrai, à diminuer la fièvre. Mais, dans certains cas, par exemple dans le rhumatisme articulaire aigu, le flux cutané excessif peut prendre une signification pronostique grave ; on sait que dans cette maladie, l'apparition précoce de sueurs profuses, avec miliaires et fièvre intense, doit faire craindre le développement des complications cérébrales (1).

Les terminaisons fâcheuses de l'inflammation, la suppuration et la gangrène, dans beaucoup de maladies chirurgicales et médicales, s'annoncent par des sueurs quelquefois partielles,

(1) Voyez *Thèse de Morclot*, Paris, 1870.

souvent aussi générales et abondantes. Il en est ainsi dans les gangrènes viscérales, celles du poumon par exemple; de même aussi lorsque le sphacèle humide envahit le moignon d'un amputé. « ..... Cet ensemble de symptômes généraux était presque toujours suivi promptement de sueurs abondantes qui quelquefois étaient continues pendant plusieurs jours de suite, ou qui se renouvelaient après quelques heures de calme, et qui presque toujours accompagnaient la manifestation d'un ou plusieurs point gangréneux (1). »

La formation d'un grand nombre d'abcès viscéraux se révèle par le phénomène de l'hypersécrétion sudorale; du reste, d'autres sécrétions sont simultanément troublées, à la sueur s'ajoute plus d'une fois la diarrhée; telles sont les suppurations du foie, des reins, du bassin, des fosses iliaques, etc.

Dans la pleurésie l'observation des fonctions de la peau fournit des signes pronostiques et même diagnostiques de quelque valeur. « Contrairement à ce qui se passe le plus souvent au début de la tuberculose pulmonaire, dans la pleurésie enkystée du sommet que l'on pourrait confondre avec cette maladie, il n'y a pas de sueurs nocturnes... Quel que soit le mode d'invasion dans la pleurésie, si elle se rattache à l'existence de tubercules pulmonaires, soit comme phénomène primitif, soit comme accident consécutif, bientôt la fièvre hectique se déclare et les sueurs nocturnes paraissent..... La fièvre rémittente, le dépérissement, *les sueurs nocturnes* peuvent exister dans des épanchements non compliqués de tubercules; mais alors le liquide épanché est purulent » (Grisolle). En effet, la sueur abondante qui paraît au cours de la pleurésie indique souvent que l'épanchement devient purulent, et quand la purulence en est reconnue, si la sueur apparaît profuse, nocturne, avec la fièvre rémittente et la diarrhée, il faut craindre la mort prochaine, espérer au contraire une terminaison favorable, si, pendant un traitement approprié, ces sueurs nocturnes viennent à disparaître

Les anciens voulaient qu'on prît en considération le carac-

(1) Salleron, *mém. de médec. et de chir. milit.* 1858.

tère actuel de l'épidémie régnante et la nature de la maladie. « Lorsque l'on cherche avec attention ce que les sueurs ont offert de résultats séméïologiques dans les diverses épidémies de maladies pestilentielles, d'affections typhoïdes, de fièvres jaunes, on trouve des épidémies entières dans lesquelles les sueurs n'ont jamais été critiques ; d'autres, au contraire, où les sueurs furent les voies par lesquelles la nature jugea la maladie, et cela à des époques variables » (Double).

Dans la fièvre typhoïde, la sueur pourrait être, d'une façon générale, considérée comme favorable si l'interprétation proposée par M. A. Robin vient à se vérifier, et s'il est vrai que la peau aide le rein à débarrasser le sang des déchets nuisibles de la combustion fébrile.

Quant aux fièvres éruptives, les troubles de la sécrétion sudorale y prennent, dans bien des cas, une grande valeur pronostique. L'extrême aridité de la peau, au début de la scarlatine, présage le plus souvent une forme hyperthermique ; vers le sixième ou le huitième jour, au moment où l'exanthème pâlit, il survient quelquefois des sueurs copieuses et favorables. « Les sueurs sont salutaires à la fin des fièvres éruptives » (Double). Dans le cours de la rougeole, Gintrac (1) a vu chez de jeunes enfants une sudation abondante qui durait deux à trois jours ; elle paraissait modifier heureusement la marche de la maladie.

Sydenham, Borsieri nous ont laissé des observations d'un grand intérêt sur la valeur pronostique des sueurs dans la variole ; Trousseau nous les a rappelées en y joignant les fruits de sa vaste expérience.

Une tendance marquée à la transpiration pendant la période d'invasion, présage en général que l'éruption sera discrète. Mais il y a lieu de distinguer, à ce point de vue, la variole discrète de l'adulte et celle de l'enfant. Ces flux précoces semblent, suivant l'expression de Trousseau, « venir en aide, comme une sorte d'émonction, à la grande manifestation cutanée de l'éruption. » Or, chez l'adulte la poussée se fait vel a psreeu et la constipation est la règle ; chez l'enfant, au

(1) *Traité de pathologie.*

contraire, ce flux auxiliaire se fait vers l'intestin; la diarrhée est habituelle dans la discrète de l'enfance. Cette transpiration des périodes initiales est souvent très-abondante, rien ne peut l'arrêter; elle persiste jusqu'à la maturation; la peau reste ouverte jusqu'au huitième jour, même après la chute de la fièvre d'invasion (Trousseau). A ce moment, les malades sont joyeux et contents, mais ils continuent à être baignés de sueurs, qui ne cessent entièrement que lorsque les pustules sont en suppuration et viennent à maturité (Borsieri).

Sydenham a dit : la discrète tue vers le huitième jour et la confluente vers le onzième. Or, un des signes qui, dans la discrète, doivent faire craindre la mort, c'est la diminution ou la suppression précoce de la sueur; la sueur qui avait coulé jusque-là disparaît tout d'un coup (Sydenham).

Cette tendance à la diaphorèse, si caractéristique des premières périodes de la discrète, manquerait ordinairement au début des confluentes (Trousseau). Cependant des sueurs très-précoces et très-abondantes indiquent souvent, que chez l'adulte, l'éruption sera confluente : « Dans les varioles malignes, de même que dans les autres confluentes, la nature s'efforce de se délivrer du venin varioleux, soit par la salivation, soit par la diarrhée, ou par les sueurs, ou par un flux urinaire (Borsieri).

Sydenham croyait les sueurs fâcheusesdans les confluentes et il s'élevait contre ceux des médecins de son temps qui cherchaient à les provoquer par les cordiaux et les sudorifiques : on ne fait ainsi que procurer la sortie d'une humeur crue et indigeste et qui ressemble à un fruit mal mûr (Sydenham. *Dissertation sur la petite vérole confluente*).

§ 8. — Indications thérapeutiques. — Traitement.

C'est une opinion très-répandue et qui ne manque pas de quelque vérité que, au début de certaines maladies *a frigore*, des bronchites, des affections catarrhales, une sudation copieuse peut être salutaire. On dit aussi que la diaphorèse est provoquée non sans avantage dans la pleurésie, au moment où va commencer la résorption de l'épanchement.

Les ophthalmologistes depuis quelques années emploient fréquemment la pilocarpine pour le traitement de plusieurs affections oculaires, en particulier de l'iritis rhumatismale. Nous avons vu que souvent il convient de favoriser la sudation dans les fièvres urineuses. Le jaborandi a quelquefois été mis en usage dans le traitement de la rage, mais sans succès véritable. Enfin, récemment, Bœgehold (1) a traité l'urémie scarlatineuse par la pilocarpine en injections sous-cutanées, à la dose de 8 milligr. ; dans deux cas sur quatre, les sueurs abondantes ainsi provoquées ont été suivies de guérison.

Mais il ne rentre pas dans le cadre de ce travail d'étudier la diaphorèse comme moyen de traitement, nous devons la considérer comme un état morbide à traiter.

De toutes les sueurs morbides, il n'y a guère, en règle générale, que les sueurs critiques que le médecin ne doive jamais traiter. On ne saurait trop religieusement respecter les sueurs de la crise (Double). En effet quelque copieuses que soient ces sueurs de la défervescence, elles ne peuvent nuire; le malade qui, arrivé au terme d'une maladie aiguë, est pris d'une transpiration même abondante, éprouve souvent un véritable sentiment de bien-être. Le flux sudoral ne durera pas; il est d'ailleurs l'indice rassurant du retour à l'état normal des sécrétions et des fonctions de la peau.

Mais la question de l'intervention thérapeutique peut se poser à propos de la plupart des sueurs qui se montrent aux autres périodes de la maladie. Il n'y a pas à discuter sur l'opportunité de la suppression des sueurs colliquatives de la convalescence : elles augmentent la prostration des forces et retardent la guérison définitive. Pour ce qui est des sueurs fébriles, il n'est pas prouvé qu'elles aient toujours un rôle utile dans la maladie, et il est bien évident que souvent elles augmentent l'adynamie. L'hypersécrétion sudorale est, dans ces cas, un symptôme qui, comme l'hyperthermie, quand il est excessif, peut être la source d'une indication thérapeutique. Les observations de Sidney-Ringer, de Fraentzel,

(1) *Deut. medic. Wochens*, 1879, p. 331.

de M. le professeur Vulpian, semblent bien prouver que, dans plusieurs maladies aiguës, la sueur excessive peut-être diminuée ou supprimée avec plus d'avantages que d'inconvénients.

La thèse de M. Royet (1), contient plusieurs faits de ce genre ; on y voit que les sueurs profuses ont été traitées par l'atropine sans danger et non sans bénéfice pour le malade : dans les diverses formes de la phthisie, dans le rhumatisme articulaire aigu (Fraentzel, Vulpian), la convalescence de la fièvre typhoïde, le cours de la fièvre intermittente, la convalescence du choléra, dans l'hystérie, dans la trichinose (Fraentzel), pendant le cours d'une fièvre de suppuration à la période cachectique (Sidney-Ringer), enfin dans un cas d'hémiplégie cérébrale. De toutes ces observations, les plus intéressantes sont assurément celles qui ont trait au rhumatisme articulaire aigu ; elles démontrent bien que, dans cette maladie, la sueur profuse n'est qu'un symptôme qu'il peut être utile de traiter.

Les faits ne sont pas assez nombreux pour permettre des conclusions plus générales ; mais on peut bien penser que dans beaucoup de maladies à sueurs profuses, lorsque, du fait de ces sueurs l'adynamie augmente, le médecin peut tenter de modérer cette activité exagérée des glandes sudoripares, comme il cherche à modérer la dyspnée et la fièvre.

Un certain nombre de médicaments sont depuis longtemps employés à titre d'antisudorifiques : le tannin, l'agaric, le kino, l'acétate de plomb, le phosphate de chaux, la belladone, l'opium, les acides minéraux dilués, sulfurique, phosphorique, chlorhydrique, la poudre de Dower, l'oxide de zinc (2) ; mais de tous ces médicaments, le plus sûr, celui qu'il convient de préférer dans la majorité des cas, c'est le sulfate d'atropine.

La grande efficacité de l'atropine dans le traitement de la plupart des sueurs morbides a été mise en évidence par les

(1) Paris, 1877.

(2) Th. Hayden, *Mémoire sur les anidrotiques, Médic. Soc. of the collége of Physic*, mars 1877.

observations de Wilson en Amérique, de Sidney-Ringer (1) et de Fothergill (2) en Angleterre, de Fraentzel en Allemagne et de M. le professeur Vulpian (3) en France.

Il sera surtout ici question du traitement général des sueurs morbides; plus loin nous étudierons plus complétement le traitement des sueurs dans la phthisie.

En général des doses minimes de sulfate d'atropine sont très-suffisantes pour obtenir l'effet désiré; on peut supprimer la sueur morbide sans observer aucun signe d'intoxication. Les malades ont seulement un peu d'aridité de la gorge, dont la plupart même ne se plaignent pas. Du reste, dans beaucoup de cas, il n'est pas nécessaire d'arriver à la suppression complète, et l'on peut se contenter de modérer le flux sudoral (Vulpian. Th. Hayden.

Les médecins anglais emploient l'atropine en injections sous cutanées; ce procédé est beaucoup trop actif, il expose à des accidents; M. Vulpian préfère administrer l'atropine par les voies digestives.

Quant à la forme du médicament, on peut mettre en usage les pilules ou les solutions. M. Vulpian se sert habituellement des pilules, faites suivant la formule de Bouchardat : Sulfate d'atropine 10 centigr.; miel et poudre de guimauve q. s.; pour 200 pilules de 10 centigr. Chaque pilule ainsi préparée contient un demi-milligr. de sulfate d'atropine. En Allemagne, Œttinger (4) conseille la solution suivante : Eau distillée 20 gram., sulfate d'atropine 5 centigr; solution dont il donne de dix à vingt gouttes un peu avant le début de la sueur qu'il s'agit de supprimer. Cette solution lui aurait donné de nombreux succès dans le traitement des sueurs des phthisiques.

Il convient de commencer toujours par de faibles doses, afin d'explorer la susceptibilité à l'endroit de l'atropine, très-variable suivant les individus. Par exemple, le premier jour le malade prend seulement une pilule de un demi-milligr; le

(1) *British, médic. Journ.* nº 21, 1874.
(2) *Practitionner*. Déc. 1876.
(3) In *Thèses de Dautricourt*, 1873 et de Royer, 1877.
(4) *Revue des sc. médic.*, t. XII. p. 567.

lendemain il en prend deux. Après trois ou quatre jours, pendant lesquels deux pilules auront été données en 24 heures, s'il n'y a point d'effet obtenu, il convient d'augmenter la dose ; chez quelques malades il faut aller jusqu'à cinq pilules par jour. Du reste M. Vulpian insiste sur la nécessité d'arriver progressivement pour l'atropine, comme pour d'autres médicaments, aux doses véritablement thérapeutiques, souvent variables suivant les individus.

Le moment de l'administration de l'atropine n'est pas non plus indifférent; il faut, autant que possible, que l'action de l'atropine coïncide avec le début probable ou l'exacerbation du flux sudoral. Ainsi, des deux pilules, dose habituellement suffisante, l'une doit être prise quatre et l'autre deux heures avant ce retour de la sueur. Si le nombre des pilules est supérieur à deux, les autres seront administrées à un intervalle plus éloigné, de crainte d'accumuler les doses à un moment donné et de produire des phénomènes d'intoxication.

Souvent, dès le second jour du traitement, les sueurs sont diminuées ou même supprimées. Elles reparaîtront très-probablement si l'atropine est aussitôt suspendue; il est bon de continuer à la même dose pendant cinq ou six jours; puis on diminue progressivement de façon à cesser vers le dixième jour. Chez quelques malades, les hystériques par exemple, la médication est souvent beaucoup plus longue; mais alors il se produit une véritable accoutumance, et pour que le médicament ne perde pas son efficacité, il faut pendant quelques jours en suspendre l'usage. (Sidney Ringer, Vulpian.)

La suppression ou la diminution de la sueur obtenue, le succès n'est pas toujours définitif, le flux sudoral peut reparaître; il faut, dans ces cas, de nouveau donner l'atropine, en suivant les mêmes règles qu'à la première fois.

Le traitement de la sueur par le sulfate d'atropine ne nécessite pas l'interruption du traitement habituel de la maladie; on peut continuer à traiter les rhumatisants par le sulfate de quinine ou le salicylate de soude, et les phthisiques par l'arsenic et même l'opium (Vulpian, *in* thèse de Royer).

Nous verrons en étudiant plus particulièrement le traitement des sueurs chez les phthisiques que l'atropine, malgré sa remarquable efficacité, n'est pas le seul médicament de la sueur. Dans beaucoup d'autre sueurs morbides, même fébriles, l'hydrothérapie, ou seulement les lotions froides et vinaigrées, donnent d'excellents résultats. M. le professeur Peter a récemment montré la grande utilité de l'eau froide en lotions dans le traitement des sueurs profuses du rhumatisme (1). En même temps que la lotion, il donne la scille et le calomel, pour pratiquer une dérivation au bénéfice de la peau et provoquer sur le rein et le foie un flux compensateur. Cette méthode mixte peut être avantageusement mise en usage, dans tous les cas où l'on craint que la suppression trop complète du flux sudoral ne soit suivie de quelques accidents.

Ce traitement par les antisudorifiques et surtout l'atropine, par les lotions et les pratiques de l'hydrothérapie, convient aussi à la plupart des hyperidroses habituelles, qui ne se rattachent à aucun autre état morbide antérieur, et qu'on peut qualifier d'essentielles. Nous avons vu que M. Liegeois avait ainsi traité avec succès les sueurs profuses de la ménopause. Les hémidroses, beaucoup d'éphidroses sont justifiables du même traitement. D'autres moyens thérapeutiques sont aussi conseillés. Th. Hayden aurait employé avec quelque succès ce qu'il appelle la liqueur des tanneries et qui n'est autre chose que de l'eau dans laquelle a longtemps macéré l'écorce de chêne; on fait avec cette liqueur des lotions sur les parties malades, ou bien ces parties y sont plongées comme dans un bain. Sidney Ringer recommande le liniment belladonné, également employé en frictions sur les régions où paraît l'hypersécrétion sudorale. Mais tous ces moyens n'ont qu'une action passagère, et l'éphidrose ne tarde pas à reparaître; en sorte que, même dans le cas de sueur morbide très-localisée, le traitement général par l'atropine est préférable.

Quant aux sueurs de la convalescence, l'atropine en est encore le meilleur médicament. L'hydrothérapie, les lotions

---

(1) *Clinique médicale*, t. I, p. 56.

froides vinaigrées, partielles ou générales, sont aussi particulièrement indiquées. Mais il arrive que ces moyens restent quelquefois impuissants. C'est que la sueur colliquative du convalescent n'est que l'expression de la profonde débilité dans laquelle il est tombé ; le convalescent qui sue abondamment est plongé dans un état d'apathie, dont il est difficile de le tirer. Il sue parce qu'il est faible, et cette sueur augmente sa faiblesse.

C'est un cercle vicieux dont il faut sortir sans retard. Il est clair que la médication tonique est nettement indiquée et sous toutes ses formes ; mais il faut aussi vaincre cette prostration à laquelle ces malades s'abandonnent si volontiers. Van Swieten insistait déjà sur la nécessité d'inviter, d'exciter au mouvement ces convalescences torpides, dans lesquelles la sueur profuse est due surtout à l'accablement des forces. Une des observations du mémoire de Th. Hayden est bien probante ; il s'agit d'un jeune homme convalescent d'une fièvre typhoïde grave ; il était affligé de sueurs colliquatives rebelles ; tous les médicaments avaient échoué et même la belladone : « enfin je finis à le décider, bien malgré lui, à se lever pendant plusieurs heures chaque jour ; par ce moyen les sueurs ont été complétement et définitivement supprimées. Le séjour à la campagne acheva la guérison. »

Le médecin ne doit pas négliger l'hygiène de ces fébricitants qui suent beaucoup. C'est un préjugé bien répandu qu'il faut d'autant plus couvrir le malade qu'il sue davantage. Cette pratique peut avoir plus d'un inconvénient. Tous ceux qui ont écrit sur les épidémies de suette (Rayer, Parrot, Foucart) ont observé que la sudation est particulièrement excessive et fâcheuse chez les malades qui, victimes de cette croyance populaire que le poison sort par la peau, sont dès le début accablés de couvertures et traités par les boissons chaudes et les sudorifiques.

CHAPITRE V.

DES SUEURS DANS QUELQUES MALADIES CHRONIQUES. — LES INTOXICATIONS. — LES AFFECTIONS DE LA PEAU.

§ 1. — Des sueurs dans quelques maladies chroniques.

La plupart des causes qui, dans les maladies aiguës, provoquent ou augmentent la sueur, existent aussi dans les maladies chroniques; mais elles y sont généralement moins actives et, dans ces maladies, la crise sudorale fait habituellement défaut. Nous ne trouverons plus ici ces sueurs actives, ces poussées sudorales de la fièvre, accompagnées de modifications si remarquables à la peau et vers les grandes fonctions. Les accès de la fièvre hectique sont, il est vrai, suivis de sueurs profuses; mais ce sont le plus souvent, comme disaient les anciens, des sueurs passives : la peau reste pâle et flasque. La douleur même semble moins facilement provoquer le réflexe sudoral dans les maladies chroniques.

Déjà nous avons incidemment étudié beaucoup de sueurs morbides qui peuvent paraître au cours des maladies chroniques; ici, nous nous arrêterons seulement aux sueurs observées dans les anémies, les diathèses, le diabète, l'albuminurie; nous terminerons par l'étude des sueurs des phthisiques.

Dans la plupart des *anémies*, les sécrétions sont ralenties; la bouche reste sèche et la sueur est moins facile; du reste les troubles des sécrétions ont été peu étudiés dans ces états morbides (Potain. *Dict. encyclop.*). Parfois cependant les anémiques sont pris de sueurs abondantes au point de les obliger à changer de linge plusieurs fois dans la journée; ces sueurs apparaissent avec la fièvre des dernières périodes de certaines anémies graves, comme la leucocythémie et les anémies pernicieuses.

La fièvre de la chlorose s'accompagne aussi de sueurs; et

l'on sait que ces formes fébriles de la chlorose peuvent être confondues avec une maladie beaucoup plus grave, la tuberculose pulmonaire au début; or, la considération de l'heure à laquelle paraît la sueur dans ces deux maladies, peut aider au diagnostic : les tuberculeux suent la nuit et le matin, les chlorotiques plutôt dans la journée.

Les *arthritiques* ont une tendance marquée à la transpiration; l'excitabilité de l'appareil sudoripare, souvent mis en jeu par des causes minimes, est un des caractères les plus précoces de l'arthritis; cependant l'hyperidrose est bien plus manifeste dans le rhumatisme que dans la goutte.

Les troubles de la sécrétion sudorale dans le rhumatisme ont été déjà en grande partie exposés. Nous avons vu, dans l'attaque de rhumatisme articulaire aigu, la diaphorèse prendre une grande intensité, la fièvre présenter le caractère sudoral et s'accompagner de ces modifications remarquables des grandes fonctions dont l'ensemble constitue le syndrôme sudoral. Mais, les manifestations aiguës de la diathèse ne sont pas les seules causes qui exagèrent cette tendance à la diaphorèse; les accès fébriles des formes subaiguës ou chroniques du rhumatisme articulaire, les douleurs du rhumatisme musculaire, provoquent aussi le flux sudoral, moins abondant, il est vrai, et moins prolongé. Les fièvres, les états morbides intercurrents, qui ne relèvent pas directement de la diathèse, ont une action analogue; ainsi, chez les rhumatisants blessés ou opérés, la fièvre traumatique est remarquable par l'abondance des sueurs qu'elle provoque (Comm. de M. le professeur Verneuil). Enfin, en dehors de tout état pathologique et dans les conditions habituelles de la vie, les rhumatisants suent avec une déplorable facilité; chez eux, un exercice musculaire de peu de durée, une fatigue, une élévation légère de la température extérieure, produisent une transpiration quelquefois excessive. Beaucoup conservent cette tendance à la diaphorèse pendant toute leur vie; assez fréquemment elle cesse à l'approche de la vieillesse.

La *goutte* a moins de manifestations sudorales que le rhumatisme. Pendant l'accès aigu, la peau se couvre d'une légère moiteur; au déclin, une transpiration modérée s'établit et le malade peut enfin goûter un instant de sommeil. (Trousseau.) Outre cette sudation générale, la fin de l'accès s'annonce aussi par une sudation locale; lorsque la douleur a cédé, les parties affectées sont le siége d'une transpiration qui s'établit sans qu'il soit besoin de la solliciter. (Trousseau.) Mais jamais on ne voit de sueurs profuses et d'une nature spéciale, comme celle des rhumatisants. (Garrod.) Du reste, Sydenham avait observé que la sudation copieuse n'est pas désirable pendant l'accès de goutte, et que surtout il ne faut point chercher à la provoquer, quand elle n'existe pas, car on peut ainsi, dit-il, causer l'apoplexie (1).

La sueur du goutteux contient-elle des urates et de l'acide urique? Wolf, Starck affirment y avoir trouvé de l'acide urique; plus réçemment, O. Henry y aurait constaté de l'urate de soude; ce sel serait même parfois en quantité telle qu'il se déposerait et formerait à la surface de la peau une poussière blanchâtre.

Garrod, Favre, Martini et Ubaldini (2) n'ont jamais rencontré ni acide urique ni urate de soude. Dans l'observation de Garrod, le sang contenait de l'acide urique en quantité, et Garrod eut soin d examiner la sueur à distance de la jointure frappée par la fluxion goutteuse.

D'autres altérations ont été constatées dans la sueur des goutteux; M. Gautier (3) la range parmi les sueurs morbides à réaction alcaline; dans certains cas, elle pourrait contenir assez de phosphates immédiatement après l'accès, pour que ces sels se déposent sur la peau sous forme d'une poussière veloutée. Dans les mêmes conditions, après l'attaque, Garrod y a trouvé de l'oxalate de chaux; d'après l'auteur anglais, l'acide oxalique dérive de l'acide urique; l'apparition de ce sel dans la sueur des goutteux s'explique ainsi très-simplement. R.-Sim a fait cette curieuse observation que chez un goutteux cet oxalate était à l'état cristallin dans la sueur de toutes

(1) Sydenham. *Tractatus de podagra. Oper-omnia,* t. I, p. 311.
(2) Voy. Charcot, *Leçons sur les maladies des vieillards.*
(3) *Traité de Chimie biologique*, t. II, p. 433.

les régions, excepté dans celle de la poitrine où il était à l'état amorphe.

Les vices de la nutrition ont une certaine influence sur la sécrétion sudorale, ainsi l'obésité. Parmi les obèses, les uns suent beaucoup et facilement, les autres peu et difficilement; les causes de ces différences ne sont pas très-bien connues. Quelques-uns ont des sueurs fétides, ce sont généralement des obèses en même temps oxaluriques. Les combustions sont alors notablement ralenties; la graisse n'est plus suffisamment brûlée et se dépose dans le tissu cellulaire sous-cutané; l'acide oxalique ne l'est pas non plus et passe dans les urines; enfin il est probable que les acides gras volatiles, échappant aussi à la combution, s'éliminent par les glandes de la peau et donnent à la sueur de beaucoup de gens obèses une odeur infecte. La peau est la voie la plus habituelle de cette élimination, mais les acides peuvent s'éliminer aussi par le poumon; dans ce cas, l'haleine prend également une odeur fétide (Comm. orale de M. le professeur Bouchard.)

On peut, avec quelque avantage, au point de vue des troubles de la sécrétion sudorale, rapprocher le diabète de la maladie de Bright. Dans ces deux maladies, en effet, des principes tendent à s'accumuler dans le sang, dont l'accumulation excessive peut devenir la cause de complications fatales, le sucre chez le diabétique, les produits de la désassimilation chez le brightique. Dans les formes les plus ordinaires de ces maladies, c'est par le rein que sont éliminés ces principes nuisibles; et le rein en est d'ailleurs la voie d'élimination la plus naturelle et la plus sûre; la polyurie est un symptôme du diabète et de la néphrite interstitielle; la plupart de ces malades ont la peau remarquablement sèche.

En effet, dans la grande majorité des cas de diabète, la sécrétion sudorale est plus ou moins diminuée. Cependant les observations de diabète avec sueurs abondantes ne sont pas très-rares; M. Lécorché (1) en rappelle un certain nombre dues à Murray, Christie, Graves, Elliotson, Kulz, Koch, Nitzelnadel; dans ces trois derniers faits, la sueur était limitée à une moitié de la face et paraissait surtout au moment des mouvements ou de l'ingestion de certains aliments. Cette sueur des diabétiques peut-elle contenir du sucre? D'après Lehman, Bernard, Muller, le sucre y ferait défaut; mais Beneke, Griesenger, Semmola, Bergeron et Lemattre, Vogel, Parkes ont trouvé du sucre dans la sueur. Pour expliquer les divergences, M. Lécorché présume que l'existence et la quantité du sucre sont variables, non-seulement dans les nombreux cas observés, mais aussi aux diverses périodes d'un même diabète. Le sucre de la sueur pourrait même se révéler quelquefois, comme le sucre de l'urine, par une sorte d'imprégnation du linge, chemise ou gilet de flanelle, habituellement en contact prolongé avec la peau du malade. Dans un cas dont M. le professeur Brouardel a recueilli l'histoire, cette imprégnation était telle, que le gilet de flanelle séché en était roide et comme empesé (Comm. orale.) Vogel aurait trouvé du sucre à la surface de la peau d'un diabétique. Peut-être l'élimination de ce principe par la peau a-t-elle une certaine part dans le développement des nombreuses éruptions cutanées du diabète (Lécorché.)

Chez un diabétique dont l'urine contient beaucoup de sucre et dont la peau est habituellement sèche, il est fâcheux de voir s'établir une abondante transpiration sous l'influence, soit d'une médication inopportune, soit d'un exercice musculaire exagéré. Comme l'a montré M. le professeur Bouchard, chez un diabétique, ce n'est pas sans danger que la polyurie vient à diminuer au profit de la sécrétion sudorale. (Cours inédit et comm. orale). En effet, pour l'élimination du sucre qui s'accumule dans le sang, la voie de la peau est loin d'être aussi sûre que celle du rein. M. Bouchard oppose la quantité de sucre éliminée par le rein à celle qu'élimine la sueur ; un litre d'urine peut contenir jusqu'à 140 grammes de sucre ; un litre de sueur, chez un diabétique qui sue abondamment, ne peut guère en contenir au maximum que 10 grammes. Mais il est clair que le litre d'eau qui passe par la peau est perdu pour le rein ; au lieu de 140 grammes, c'est 10 grammes de sucre seulement que le sang a pu rejeter à l'extérieur. La voie d'élimination sera

---

Traité du diabète, p. 248.

d'autant plus insuffisante que la glycosurie était plus abondante avant l'établissement de la sueur, et la conséquence de cette dépuration imparfaite du sang, c'est la glycémie s'exagérant de plus en plus et se manifestant bientôt par des accidents de la plus haute gravité.

En effet, parmi les malades qu'on voit rapidement emportés par le coma diabétique, beaucoup sont frappés après des exercices musculaires exagérés ou les fatigues d'un long voyage, conditions dans lesquelles les fonctions de la peau avaient pris une fâcheuse activité. Pour un diabétique dont la glycémie est intense, uriner beaucoup vaut donc bien mieux que suer beaucoup. Cette eau qui sort par les glandes de la peau est à peu près perdue pour la dépuration du sang, elle eût été beaucoup mieux employée en passant par le rein.

Ces considérations sont applicables à la maladie de Bright (Bouchard). La sudation excessive n'est pas moins dangereuse pour le brightique que pour le diabétique. Toute spoliation aqueuse par la peau ou par l'intestin, qui prive l'épithélium rénal de cette eau si nécessaire à sa fonction, expose le malade aux accidents de la rétention dans le sang des déchets de la nutrition, c'est-à-dire à l'urémie. Le même calcul, qui démontre l'infériorité des glandes sudoripares pour l'élimination du sucre, la démontre également quand il s'agit des principes de la désassimilation. Un litre de sang renferme environ 20 centigrammes d'urée, un litre d'urine 20 grammes et un litre de sueur 40 centigrammes seulement. (Bouchard.) Le litre d'eau qui s'en va par la sueur a donc laissé dans le sang une grande quantité d'urée, qui n'y fût pas resté si ce même litre d'eau eût pris la voie du rein et non celle de la peau.

Du reste les exemples ne sont pas rares d'urémie brusquement développée à la suite d'administration intempestive de purgatifs ou de bains de vapeur. Une malade, dont Bartels raconte l'histoire, pour faire disparaître des œdèmes, est soumise à un traitement diaphorétique énergique ; les œdèmes disparaissent, mais aussitôt éclatent de violents accès épileptiformes. Dans le cas de résorption des œdèmes, il faut tenir compte aussi de cette considération : ce liquide des œdèmes qui rentre dans la masse du sang contient une notable quantité de principes excrémentitiels; ainsi, l'urée y figure pour 2 grammes par litre environ.

Ailleurs ces fâcheux résultats seront produits par la médication purgative, et, dans les deux cas, le mécanisme des accidents est identique; l'eau qui s'échappe par l'intestin, comme celle qui sort par la peau, est mal employée à la dépuration du sang.

Les observations de ce genre comportent de précieux enseignements pour la pratique. S'il est peut-être bon de chercher, dans une mesure très-modérée, à diminuer la sécheresse de la peau chez le diabétique et le brightique, il faut se garder de provoquer des sudations copieuses et conseiller au malade d'éviter les causes qui peuvent y conduire. Dans toutes ces maladies où la dépuration du sang est chancelante, le rein reste l'émonctoire le plus sûr; la peau n'est pour cet organe qu'un auxiliaire impuissant ou même dangereux, et cette idée, pourtant assez répandue, des sudations vicariantes n'est pas, au moins dans le diabète et l'albuminurie, en rapport avec les données de la physiologie et de l'observation clinique.

Nous avons vu que l'urée augmente dans la sueur des albuminuriques; d'après M. le professeur Picard, elle peut atteindre 88 centigrammes pour 1,000 grammes de sueur (Robin, *Humeurs*, p. 739). Dans quelques cas d'urémie, elle se dépose et forme à la surface de la peau une poussière blanchâtre. Dans un cas de Taylor (*Guy's hosp. Rep.* 1874), la face du malade paraissait comme saupoudrée de farine; cet enduit adhérait fortement à la peau ; on y reconnut des cristaux d'urée. Chez un malade qui souffrait d'une affection des reins, Dewar et Gamgee (*J. of. anat and phys.* t. V, p. 142) ont conclu à l'existence de la cystine dans la sueur; les pièces d'argent au contact de la peau noircissaient; rappelons à ce propos que Bonnet a constaté dans la sueur la présence de l'hydrosulfite d'ammoniaque.

§ 2 — Sueurs des phthisiques.

Il y a peu de maladies où la sueur préoccupe plus le malade et le médecin que dans la phthisie pulmonaire. Dans les formes aiguës, rapides, la sueur profuse est provoquée surtout, nous l'avons vu, par la dyspnée et l'asphyxie; dans les formes chroniques, outre le désordre de la fonction respiratoire, un grand nombre de causes interviennent dont il n'est pas facile d'interpréter l'action. Le phthisique sue depuis le jour où il est pris de cette petite toux sèche qui marque l'invasion du mal, jusqu'à celui, plus ou moins éloigné, où il va succomber dans le dernier degré du marasme. La sueur sera tantôt partielle, passagère, tantôt générale, profuse et colliquative.

Tout à fait au début, la sueur morbide fait rarement défaut; le malade qui tousse à peine se réveille le matin couvert de sueurs. Ce symptôme, quand il s'y ajoute l'amaigrissement et la perte des forces, peut même avoir une certaine valeur pour le diagnostic souvent difficile de la tuberculose commençante. A ces malades on ne manque guère de poser ces questions: suez-vous la nuit? maigrissez-vous? La fièvre ne peut expliquer cette sueur initiale, car souvent elle n'a point paru ou reste encore très-modérée. Il faut bien plutôt y voir l'expression de cet affaiblissement général, de cette cachexie, qui presque toujours, avant toute localisation bien manifeste, signale l'apparition de la tuberculose. C'était l'opinion de Louis et de Graves; Louis attribue cette tendance précoce à suer au génie de la maladie, et Graves à la débilité, faisant d'ailleurs remarquer qu'elle apparaît souvent avant la fièvre hectique. Ces transpirations de la première période sont le plus souvent modérées et partielles : elles se montrent de préférence à la région dorso-lombaire, à la poitrine et aux mains; les malades en sont incommodés, surtout vivement préoccupés; mais le sommeil n'en est pas encore sérieusement troublé.

A la fin de la phthisie, et surtout quand la marche a été rapide, les sueurs sont profuses, colliquatives; elles contribuent singulièrement à l'épuisement et troublent le sommeil.

Le malade se réveille au milieu de la nuit inondé de sueurs, et le sommeil ne reviendra pas : *tandem vero circa mediam scilicet noctem immensis et colliquativis sudoribus terminatur* (Morton). Alors, la sueur est vraiment colliquative et due à la dénutrition rapide, autant qu'à la fièvre ; le malade crache abondamment, il transpire, il a la diarrhée : la colliquation se fait, dit Morton, par toutes les portes fournies par la nature.

Toutes les phthisies n'ont pas une égale tendance à la sudation. Dans les formes lentes, scrofuleuses, la sueur est moins fréquente et moins abondante. « La forme scrofuleuse de la phthisie se distingue de la forme essentielle (tuberculeuse) en ce que la fièvre est moins vive ; l'anasarque survient plutôt que l'émaciation ; en outre, les sueurs sont moins abondantes... Dans la cachexie scrofuleuse, la fièvre hectique, l'amaigrissement, les sueurs qui ne sont pas habituelles, sont des phénomènes d'un fâcheux augure (1). » En effet, parmi les phthisiques, les sueurs se montrent particulièrement abondantes et rebelles chez ceux qui maigrissent beaucoup, et dont la maladie marche rapidement.

La débilité, l'épuisement, sont donc ici les grandes causes de la sueur. Comme les gens affaiblis, le phthisique a presque toujours une fâcheuse tendance à suer abondamment, et bien des causes viennent sans cesse solliciter cette excitabilité des glandes de la peau : la dyspnée, la toux, la fièvre, les troubles de la digestion, le sommeil, le réveil. Il n'est pas sans utilité de connaître chez un malade les causes de la sueur, car s'il est vrai que l'atropine, l'agaric, le phosphate de chaux, la lotion froide, conviennent à la majorité des cas, il y a cependant quelques indications particulières qu'il faut chercher à remplir.

Le phthisique a souvent des sueurs fébriles. Le soir, la température s'élève, et, pendant la nuit, ou vers le matin, l'accès fébrile se termine par un stade sudoral plus ou moins prolongé : c'est là une variété des sueurs nocturnes. Mais il s'en faut de beaucoup que toute fièvre, dans la tuberculose

(1) Bazin, *de la Scrofule*, p. 100 et 132.

chronique, soit une fièvre sudorale. Louis avait déjà fait cette observation : « Les phthisiques peuvent avoir de la fièvre sans sueurs et des sueurs sans accès de fièvre. » C'est la fièvre hectique vraie, qui prend le caractère sudoral; véritable fièvre de résorption, elle paraît à la période des cavernes, et l'on peut, avec assez de raison, l'attribuer à la résorption des produits de ramollissement. Comme beaucoup de fièvres de résorption, cette fièvre est paroxystique et remarquable par l'intensité et la durée du stade sudoral. Mais, chez le tuberculeux, les inflammations de la plèvre et du poumon, les congestions, sont aussi causes de mouvements fébriles; ces fièvres sont plutôt continues et la transpiration n'y est pas habituelle. « Nous avons donné du sulfate de quinine et le malade ne sue plus, parce que, dit-il, il n'a plus de fièvre; or, le malheureux conserve sa fièvre continue, tuberculeuse; nous n'avons fait que supprimer ce qui lui était le plus pénible, l'accès et les sueurs qui en dépendaient (1). »

Ainsi, lorsque la sueur vient à la suite du paroxysme de la fièvre hectique, il convient d'essayer le sulfate de quinine, lequel, faisant disparaître ou modérant l'accès fébrile, agit de la même façon sur le stade sudoral qui le termine. M. Peter conseille 25 à 50 centigrammes de quinine, rarement davantage.

L'estomac est le point de départ d'un certain nombre de sueurs réflexes. Or, l'estomac du phthisique est souvent malade; les digestions sont pénibles, les vomissements fréquents; ces troubles de la digestion peuvent causer la sueur. Améliorer l'état des voies digestives est une indication générale du traitement de la tuberculose; mais, en dehors des troubles habituels, peuvent survenir des troubles accidentels, un embarras gastrique, cause d'exagération de la sueur morbide; le traitement est alors celui de l'état gastrique : vomitif ou purgatif léger, alimentation plus réservée. (Peter.)

Y a-t-il un certain rapport entre la sueur et la diarrhée du phthisique, et peut-on craindre de provoquer la diarrhée en supprimant la sueur? Graves admettait ce balancement entre

(1) Peter, *Clinique médic.*, t. II, p. 511.

les deux sécrétions; la sueur est plus habituelle, mais, si elle vient à manquer, ou si le médecin la supprime, le flux se fait par l'intestin : la diarrhée est une sueur intestinale (Graves). Louis conteste l'exactitude de cette observation : « en vain nous avons multiplié les questions à dessein de savoir s'il n'y avait pas quelque correspondance entre ces deux phénomènes, s'ils ne sont pas supplémentaires l'un de l'autre ; nous n'avons jamais pu nous convaincre de ce balancement des fonctions enseigné par les auteurs. » Cependant c'est une opinion assez généralement acceptée. Kennedy, Th. Hayden conseillent de ne point supprimer complétement la sueur, de la modérer seulement de crainte de provoquer la diarrhée (1). M. Rousselot croit aussi à l'alternance (2). Si, dit-il, avec une notable élévation de la température, les sueurs font défaut, la dérivation se fait sur l'intestin, et l'on voit paraître la diarrhée.

Dans ces conditions, lorsque la diarrhée existe en même temps que la sueur, ou semble lui succéder facilement, il y aurait sans doute avantage à mettre en usage, suivant la pratique de M. le professeur Potain, le phosphate de chaux tribasique. Un élève de M. Potain, M. Dony (3), étudiant l'action antisudorifique de ce sel, conclut à peu près en ces termes : Le phosphate tricalcique doit être rangé parmi les meilleurs antisudorifiques; par ses propriétés anexosmotiques, il peut combattre la diarrhée; il est enfin reconstituant. Le phosphate de chaux tribasique est préférable; quand il échoue, on peut employer les phosphates solubles, biphosphates, lacto-phosphates, chlorhydro-phosphates.

Le phthisique peut également suer parce qu'il tousse. Pendant la quinte de toux, si elle a quelque violence et quelque durée, très-souvent la région dorso-lombaire, le cou, la poitrine se couvrent de sueurs. Or, combien fréquentes et prolongées sont les quintes de toux des phthisiques. C'est là très-probablement, comme la sueur de l'indigestion, une sueur réflexe; et, si l'on veut, on peut placer le point de départ du

(1) Th. Hayden, *loc. cit.*

(2) *Revue médicale de l'Est*, 1879.

(3) *Thèse Paris*, 1875.

réflexe dans une excitation violente des terminaisons pulmonaires du pneumogastrique. A ces sueurs convient le traitement de la toux; Th. Hayden conseille l'inhalation de quelques gouttes de chloroforme, ou l'administration, pendant l'accès, d'une potion contenant environ 1 centigr. de morphine.

Le catarrhe ordinaire, en mettant obstacle à la perspiration pulmonaire, ainsi que la bronchite même chronique, favorise tout particulièrement l'abondance des sueurs; les personnes à poumons peu volumineux ou tuberculeux transpirent à la moindre occasion (Spring). Cette influence peut être contestée dans les formes communes de la phthisie; car il y a des tuberculoses pulmonaires sans tendance très-marquée à la transpiration, et d'ailleurs, d'autres localisations de la diathèse, les péritonites tuberculeuses, par exemple, sont précédées ou accompagnées fréquemment de sueurs abondantes (Fonssagrives). Mais, la dyspnée excessive, l'asphyxie est bien véritablement une cause de sudation; lorsque, au cours de la phthisie chronique, se développent des congestions étendues ou des poussées de tuberculose miliaire, le corps du malade se couvre de sueurs profuses. Le meilleur médicament de ces sueurs profuses de la tuberculose miliaire, d'après Th. Hayden, serait l'opium, que l'on donne à petites doses, en ayant soin de suspendre de temps en temps cette médication. Cependant, au moins chez l'homme sain, l'opium produit plutôt la transpiration qu'il ne la modère.

Toutes ces causes secondaires de la sueur sont toujours dominées chez le phthisique par l'affaiblissement profond de l'organisme. Ces sueurs de la débilité tuberculeuse apparaissent de préférence à certaines heures, et surtout la nuit pendant le sommeil; ce sont, suivant l'expression consacrée, des sueurs nocturnes. M. le professeur Peter fait observer que le mot n'est pas rigoureusement exact; la sueur paraît plutôt au moment du réveil que pendant le sommeil. Du reste, ce n'est pas seulement le sommeil de la nuit qui provoque ainsi la sueur, mais aussi le sommeil et même la somnolence de la journée. Il n'est pas facile d'expliquer cette sueur du réveil; on sait seulement que c'est un fait général, la sueur est plus abondante pendant le sommeil, surtout chez les gens débilités. Quelquefois très-abondante dès le début, elle semble se modérer ensuite, comme par une sorte d'accoutumance de l'organisme (Peter); mais bien plus souvent, elle dure des semaines, des mois, elle augmente la faiblesse, fatigue le phthisique, au point qu'il redoute de se livrer au repos de la nuit; il faut la traiter.

Th. Hayden, dans ce mémoire que j'ai souvent cité et qui résume la pratique d'un certain nombre de médecins anglais, donne aux phthisiques, qui souffrent de sueurs nocturnes profuses, quelques conseils d'hygiène, qui ne sont peut-être pas sans quelque utilité : le malade doit éviter de boire fréquemment dans la seconde moitié de la journée, et aux tisanes habituelles, préférer quelques gorgées de liquide froid, ou même quelques petits fragments de glace pour calmer la soif; il doit aussi, pendant la nuit, choisir pour le contact de la peau les tissus de coton de préférence à tout autre tissu; enfin l'auteur recommande au malade de mettre chaque soir, au moment du coucher, une chemise de nuit aussi chaude qu'il peut la supporter. Ce dernier moyen paraîtra peut-être plus propre à favoriser la sueur qu'à la prévenir.

Il y a bien des médicaments de la sueur. Un certain nombre ont été étudiés déjà; ici, nous ne reviendrons que sur ceux plus particulièrement employés dans le traitement des sueurs de la phthisie, et auxquels l'expérience a reconnu quelque efficacité.

M. le professeur Peter a réhabilité l'agaric qu'employaient Andral et Trousseau, et que depuis on avait abandonné. Andral donnait 2 et 3 grammes de poudre d'agaric; mais il avait reconnu l'efficacité de doses moins élevées; en effet, 20 à 30 centigrammes suffisent souvent à modérer ou même supprimer la sueur. Les doses plus fortes, 2 à 3 grammes, peuvent causer la diarrhée. Comme la plupart des autres médicaments de la sueur, l'agaric doit être donné quelques heures avant le retour présumé de la sueur; Trousseau le faisait prendre deux heures avant le moment du coucher. L'agaric ne mérite probablement pas le discrédit dans lequel il est tombé; M. Peter le place en première ligne et donne dans ses leçons de clinique médicale, un certain nombre d'observations dans lesquelles les résultats obtenus furent très-favorables à cette médication.

M. Fonssagrives (1) conseille les astringents, monésia, cachou, kino, et à tous préfère la ratañia, qu'il donne en tisane : 20 grammes de ratañia pour 1,000 grammes d'eau, édulcorée avec du sirop de coings. Ce moyen a l'inconvénient d'obliger le malade a boire beaucoup.

Bien d'autres médicaments sont encore employés : le tannate de quinine ; le tannin à la dose de 1 à 2 grammes chaque soir, l'oxyde de zinc et la poudre de Dower associés ou non, la strychnine à faible doses (Kennedy). Ce médecin fait remarquer que les sueurs du début, sueurs de la débilité tuberculeuse, cèdent au traitement tonique de la phthisie, en particulier à l'usage soutenu de l'huile de foie de morue.

M. Delioux avait déjà reconnu cette propriété de l'huile de foie de morue à hautes doses (*Union médicale* 1853). Mais son mémoire est surtout consacré à montrer la supériorité du tannin et du tannate de quinine sur la plupart des antisudorifiques. Le tannate de quinine a l'avantage d'être insipide, ce qui rend son administration facile ; M. Delioux le donne en poudre, de 50 centigrammes à 1 gramme, en quatre ou cinq fois dans l'après-midi, de façon à ce que la dernière dose soit prise trois ou quatre heures avant le sommeil. Ce médicament réussit mieux que le sulfate de quinine ; cependant l'auteur reconnaît l'efficacité de la quinine contre les sueurs qui viennent à la suite d'un paroxysme fébrile.

La poudre de Dower serait, paraît-il, très-utile contre les sueurs du réveil ; Th. Hayden la donne aux doses habituelles, que le malade prend en plusieurs fois le soir et pendant la nuit ; la poudre de Dower serait même supérieure à l'extrait et à la teinture de belladone.

Quoi qu'il en soit, les véritables médicaments de la sueur du phthisique sont l'atropine et la lotion froide. Déjà nous avons étudié les indications et le mode d'administration du

(1) *Thérapeutique de la phthisie pulmonaire.*

sulfate d'atropine (1); toutes ces considérations sont très-applicables à l'emploi de l'atropine chez les phthisiques. Je rappelle que, suivant le conseil de M. Vulpian, les pilules sont préférables aux injections sous-cutanées, qu'il faut commencer par de faibles doses, une pilule de un demi miligramme, et donner le médicament deux à quatre heures avant le retour de la sueur qu'il s'agit de traiter. L'atropine ne réussit pas moins bien chez les phthisiques que dans le traitement de la plupart des autres sueurs morbides; l'accord est assez unanime parmi tous les médecins qui l'ont employée. Les thèses déjà citées de deux élèves de M. Vulpian, MM. Dautricourt (1873) et Royet (1877) contiennent de nombreux exemples de succès; des observations non moins concluantes sont publiées en Amérique (Wilson), en Allemagne (Fraentzel Ættinger); en Angleterre (S. Ringer, Williamson, etc.).

Le mémoire de Willamson (2) résume l'histoire de seize phthisiques traités par l'atropine; dans tous ces cas, les sueurs remontaient à plusieurs semaines et n'avaient été modérées par aucun des moyens ordinaires. L'auteur employait de faibles doses, de 7 dixièmes à 12 dixièmes de milligramme, dose qu'il ne pouvait dépasser sans produire quelques phénomènes d'intoxication. Chez tous ces malades les premières doses ont diminué ou supprimé la sueur morbide, mais avec un succès variable; 4 fois, la suppression a été définitive, l'atropine suspendue, les sueurs n'ont pas reparu ; 4 fois, la sueur reparaissait dès qu'on cessait le médicament; 7 fois, l'amélioration ne s'est pas longtemps soutenue, il fallut augmenter les doses et bientôt cesser, à cause de quelques accidents d'intoxication; dans le dernier cas, telle était la sensibilité du malade à l'égard de l'atropine, qu'il fallut renoncer à prescrire même un quatre-vingtième de grain de ce médicament. Cette série de malades donne probablement une idée juste de la valeur de l'atropine, et des résultats que l'on peut espérer dans la pratique; le dernier fait surtout prouve bien

(1) Voy. chapitre IV § 8.
(2) *The Lancet* juillet 1874.

que certains malades sont très sensibles à l'atropine et qu'il est prudent de commencer toujours par de très-faibles doses.

Il peut paraître dangereux de lotionner à l'eau froide le corps d'un phthisique qui sue abondamment, qui tousse et qui peut-être a de la fièvre. Cependant l'observation démontre combien l'eau froide est utile contre les sueurs des phthisiques. M. Peter conseille d'avoir recours aux lotions froides et vinaigrées : il rappelle que Fleury depuis longtemps employait l'enveloppement dans le drap mouillé, suivi de frictions, avant de remettre le malade au lit; et il donne, d'ailleurs, plusieurs observations où ce traitement de la sueur eut un plein succès. « J'ai été guidé par cette idée que les tuberculeux ont surtout besoin d'être tonifiés, et que l'hydrothérapie est le tonique général par excellence. » (1)

Les médecins anglais conseillent aussi l'eau froide; Bennett et Th. Hayden y ont fréquemment recours. Du reste, la pratique est très-simple : pendant quatre à cinq minutes, on passe sur tout le corps une éponge trempée dans de l'eau froide et vinaigrée ; le malade, convenablement essuyé, est ensuite porté dans son lit. Si la lotion générale n'est pas facilement acceptée, on peut, suivant le conseil de Th. Hayden, se borner à passer l'éponge sur les régions où la sueur est habituellement plus abondante.

Tous ces moyens conviennent et réussissent souvent dans le traitement des sueurs de la débilité tuberculeuse, lesquelles surviennent la nuit ou mieux au réveil; les sueurs fébriles cèdent quelquefois au sulfate de quinine; beaucoup de causes secondaires de la sueur chez les phthisiques comportent aussi, nous l'avons vu, quelques indications spéciales; quant aux sueurs ultimes, vraiment colliquatives, elles résistent le plus souvent à toute médication.

§ 3 — Sueurs dans les intoxications.

Beaucoup de substances, ayant pénétré dans le sang, peuvent s'éliminer par les glandes sudoripares, quelques-

(1) Peter, *Clinique méd.* t. II, p. 157.

unes après s'être dédoublées, comme certains sels, dont un élément seulement est entraîné par la sueur.

MM. Bergeron et Lematre (1) ont étudié l'élimination d'un certain nombre de médicaments par la peau; voici les conclusions de leur travail. Les arsénites et les arséniates de potasse s'éliminent en nature, à l'état d'arsénites et d'arséniates. L'arséniate de fer se dédouble, le fer s'élimine par le rein, et l'arsenic est décelé dans la sueur à l'état d'arséniate alcalin. Le protoiodure de mercure se dédouble aussi; l'iode passe dans la salive et dans l'urine à l'état d'iodure alcalin, tandis que le mercure est retrouvé dans la sueur à l'état de bichlorure de mercure. L'iodure de potassium n'a pas été constaté dans la sueur. Le bichlorure de mercure s'y retrouve à l'état de bichlorure de mercure.

Dans certains cas d'empoisonnement arsénical, on peut, au milieu des autres symptômes de l'empoisonnement, observer des sueurs très-abondantes. Voici une observation de ce genre que je dois à l'obligeance de M. le professeur Perroud de Lyon :

Obs. vii. — Claude P., 40 ans, entré à l'Hôtel-Dieu de Lyon le 4 juin 1870. — Cet homme depuis plusieurs mois travaille comme journalier dans une fabrique d'acide arsénieux. Il y a trois semaines, la maladie débuta par un léger œdème des membres inférieurs, de la décoloration des téguments et une grande lassitude; l'appétit disparut; bientôt se manifesta sur le corps une éruption scarlatiniforme d'un rouge pâle, très-diffuse, qui fit place quelques jours après, à une éruption miliaire légèrement prurigineuse. Ce n'est que deux ou trois jours après cette miliaire, trois semaines après le début de la maladie, que parurent les sueurs qui devaient constituer un des accidents principaux de la maladie.

Au moment de son admission, le malade présente des sueurs considérables, occupant toute la surface du corps, et mouillant non-seulement la chemise, mais encore les draps et les matelas. Ces sueurs sont constantes, quoique cependant plus abondantes à certains moments qu'à d'autres, mais sans aucune régularité dans leur rémittence. Elles sont inodores et très-peu acides. Elles se produisent sans frisson; le malade accuse seulement parfois une sensation de picotement ou de léger frissonnement.

(1) *Archi. génér. de médec.* 1864.

Faiblesse très-grande des membres inférieurs; sensation de chaleur brûlante à la paume des mains et à la plante des pieds; souvent contractions fibrillaires des muscles des membres; tremblements des bras et des jambes; pouls rapide, mais sans chaleur à la peau; urines rares, fortement colorées, mais non albumineuses; anorexie, constipation légère; rien du côté de la tête, que quelques légers vertiges.

Ces symptômes persistent pendant un mois, sans grande amélioration. Le traitement employé consista dans l'usage successif, outre quelques légers purgatifs, de la belladone, la quinine, l'aconit, l'iodure et le bromure de potassium.

Les sueurs cessèrent dans le commencement de juillet; mais le malade conserva plusieurs mois encore du tremblement des membres, des douleurs vagues dans les articulations, surtout dans les mains et les pieds et une grande faiblesse, véritable parésie des membres inférieurs. Il sortit de l'hôpital le 5 septembre 1870. Il eut plusieurs furoncles pendant sa convalescence.

J'ajouterai que la suette miliaire est inconnue à Lyon; aucun cas du reste n'existant dans notre région au moment où notre malade fut observé. J'ajouterai encore que les accidents qu'il a présentés, du côté de la motilité et de la sensibilité, ont la plus grande analogie avec ceux dont souffrent les malades intoxiqués à Pierre-Bénite dans les fabriques de fuschine; ces considérations, jointes à celle-ci que notre malade était employé dans une fabrique d'acide arsénieux, nous portent à penser qu'il s'agit ici d'accidents de l'intoxication chronique par l'arsenic.

Le phosphore peut aussi s'éliminer par la peau et donner lieu, dans certains cas, à des sueurs phosphorescentes. La sueur, l'haleine et l'urine acquièrent souvent une odeur alliacée et luisent dans l'obscurité; ce qui prouve d'une manière frappante la pénétration du poison dans le sang, car on observe la même chose chez les animaux dans le sang desquels on a injecté de l'huile phosphorée (Rabuteau).

On n'est pas fixé sur l'élimination du plomb par la sueur. « Quant à la peau, il est difficile de savoir si elle participe ou non à l'élimination du plomb, soit par la sueur, soit par les phanères, comme on l'a prétendu pour d'autres poisons métalliques. La vérité est que, si l'excrétion par la sueur s'effectue, elle doit être minime, puisque les saturnins suent difficilement. D'un autre côté, chez les ouvriers qui sont en contact journalier avec le plomb, la peau est mécaniquement chargée de particules plombiques... elle en est imprégnée de dehors en dedans. C'est pourquoi un ou deux bains savonneux n'empèchent pas un bain sulfureux, donné en troisième lieu, de noircir la peau et les ongles, c'est peut-être aussi pour cela que la sueur contient du plomb en quantité décroissante, quand on fait suer trois ou quatre fois de suite un saturnin, à l'aide du jaborandi. (1) »

L'acide hippurique se retrouverait dans la sueur après l'ingestion des baumes, de l'acide benzoïque, sans doute aussi de certains fruits (prunes, baies d'airelle, fruits de ronce) et même pendant la diète lactée. Les odeurs de l'alcool, du soufre, de l'ail, de l'asa-fœtida se reconnaissent dans les sueurs.

Landérer a trouvé du sulfate de quinine dans la sueur d'un malade qui prenait de fortes doses de ce médicament. L'iode pourrait suivre la même voie (2).

D'après Spring, les sels ammoniacaux ingérés pourraient aussi s'éliminer en partie par la sueur. Le même auteur signale beaucoup d'autres substances dont l'élimination par les glandes sudoripares provoquerait la sueur : les antimoniaux, l'ipéca, la serpentaire, l'angélique, la salsepareille, le guajac, le camphre, les éthers, plusieurs huiles essentielles, des baumes, des résines, l'opium. Il attribue à une action directe sur les glandes les propriétés diaphorétiques de ces médicaments. (3) Les récentes découvertes sur l'innervation des glandes sudoripares rendent cette opinion peut-être contestable.

Le sudorifique par excellence, le jaborandi, ne parait pas s'éliminer par la sueur. M. Hardy n'a point retrouvé la pilocarpine dans la sueur provoquée par cet alcaloïde. (Vulpian, *Cours inédit*) On sait que la sueur ainsi provoquée est alcaline ; d'après M. Tourton, cette réaction apparaîtrait dès le début de la sudation. M. Robin a constaté, dans cette sueur du jaborandi, une augmentation des chlorures et de l'urée (au lieu de 0 gr. 480 par litre, 2, gr. 69 d'urée); elle est légèrement opa-

(1) Renaut. *Th. d'agrég. De l'Intoxication saturnine chronique*, p. 97.
(2) Voyez Gautier. *Chimie biologique*, t. II, p. 434-437.
(3) Spring. *Traité de séméiologie*, t. II, p. 171.

lescente, ce qui est dû aux squames épidermiques et à la présence des matériaux de la sécrétion sébacée, car le jaborandi agit aussi sur les glandes sébacées (Vulpian).

Le musc, la valériane, passent aussi dans la sueur. La peau des malades qui ont pris du musc conserve longtemps l'odeur de ce médicament.

Certains principes de l'opium, s'éliminent par la peau. Dans l'intoxication par l'opium la peau est souvent le siége de vives démangeaisons; elle peut présenter une éruption papuleuse et vésiculeuse, due sans doute à l'élimination partielle de l'opium par la surface cutanée (Rabuteau).

Il est, en effet, probable que beaucoup d'éruptions de ce genre, qui surviennent dans les intoxications, sont dues à la présence de principes toxiques dans les sécrétions de la peau.

§ 4. — Des troubles de la sécrétion sudorale dans les affections de la peau.

Il y a quelques années, T. Fox (1) a appelé l'attention sur une affection de la peau particulière, à laquelle il a donné le nom de *dysidrosis*. C'est une sorte d'éruption, causée par la rétention de la sueur dans les canaux excréteurs, rétention qui bientôt amène la macération des tissus voisins; cette lésion serait, pour la glande sudoripare, ce qu'est l'acné pour la glande sébacée.

Cette affection a été signalée également par Hutchinson et Robinson, qui l'ont décrite sous les noms de cheiro-pompholix et de pompholix.

Dans le fait publié par T. Fox, l'éruption consistait en vesicules miliaires reposant sur une base rouge et disséminées par groupes sur les mains et les avant-bras. En certains points, les vésicules confluentes formaient de véritables bulles. Le liquide, contenu dans ces vésicules et ces bulles, était alcalin. Il n'y avait de croûtes nulle part, ce qui ne permet pas de confondre, d'après l'auteur, le dysidrosis avec l'eczéma.

---

(1) Brit. *médic. Journ.* 27 sept. 1873.

Des douleurs assez vives se faisaient sentir au niveau de l'éruption.

D'après T. Fox, cette affection se rencontrerait surtout chez ceux qui transpirent abondamment et qui sont déprimés et épuisés; elle coïnciderait aussi avec des troubles nerveux.

Broamhead (1) a publié un nouvel exemple de cette affection; il ne diffère de l'observation de T. Fox que par quelques points : les pieds étaient seuls affectés, mais la région plantaire n'était pas atteinte; les vésicules distinctes ne formaient pas de bulles par leur confluence; l'auteur conclut que le dysidrosis était, dans ce cas, probablement moins ancien que dans celui de T. Fox.

Dans un travail récent (2), Fox et Crocker ont fait connaître l'anatomie pathologique du dysidrosis, étudiée sur de petits lambeaux cutanés excisés. Dans les régions où l'affection paraît au début, outre la rougeur et la tuméfaction de la peau, on constate des dilatations des tubes sudoripares, et, autour de ces tubes, de petites vésicules ressemblant à des grains de sagou. A une période plus avancée, la lésion reste encore limitée aux glandes sudoripares, et ne s'accompagne pas, comme dans l'eczéma, d'exsudation ni de dilatation des vaisseaux des papilles. L'inflammation et la congestion sont au contraire manifestes autour des glandes. Les conduits glandulaires sont dilatés, remplis de cellules épithéliales; les vésicules constatées déjà à la première période, occupent la partie supérieure des canaux excréteurs, au niveau de la couche de Malpighi; ces vésicules résultent de la dilatation des canaux, et contiennent toujours un liquide alcalin (Taylor).

Kaposi n'admet pas qu'il s'agisse là d'une espèce distincte; pour lui, ce ne serait qu'un eczéma aigu. MM. Besnier et Doyon (3) acceptent au contraire le cheiropompholix d'Hutchinson, le dysidrosis de T. Fox; M. Besnier fait observer qu'à l'hôpital Saint-Louis, toutes les variétés d'eczéma sont

---

(1) *Brit. médec. Journ.* 1874.

(2) *Medic. Times and Gaz.* Juin 1878.

(3) Kaposi. *Note des traducteurs*, p. 194.

fréquentes, tandis que le dysidrosis y est très-rare (Comm. orale).

Dans les affections cutanées la sécrétion de la sueur subit des altérations variables; elle est quelquefois augmentée, plus souvent diminuée. Nous ne saurions mieux faire que de résumer ici le remarquable travail de M. Aubert, chirurgien de l'Antiquaille (1).

Le principe du procédé d'exploration mis en usage par M. Aubert est le suivant : si l'on applique avec une certaine pression et dans des conditions favorables, une feuille de papier blanc sur la surface cutanée, et qu'on soumette ensuite cette feuille à l'action de divers réactifs, on obtient des empreintes. De ces empreintes, les unes indiquent les divers accidents de la surface cutanée, les autres l'état de la sécrétion sébacée, d'autres enfin l'état de la sécrétion sudorale. Ce sont ces dernières que nous devons étudier.

La sudation est provoquée par un moyen quelconque, le jaborandi par exemple; la feuille étant appliquée sur la peau, la goutte de sueur, sortie par l'orifice de chaque glande, vient marquer son empreinte sur cette feuille. Il faut ensuite révéler l'empreinte ; M. Aubert emploie divers moyens : l'exposition de la feuille à des vapeurs iodées, le badigeonnage avec une solution de protonitrate de mercure, ou encore le badigeonnage avec une solution de nitrate d'argent, suivi de l'exposition à la lumière. Des réactions chimiques entre ces subtances et les sels de la sueur colorent les empreintes. C'est au nitrate d'argent que M. Aubert donne la préférence. Lorsque l'épreuve est réussie, la feuille est couverte d'un pointillé noir-violet qui reproduit exactement le nombre et la disposition des glandes sudoripares de la région.

Appliquant ce procédé à l'étude des modifications de la sécrétion sudorale dans les maladies de la peau, M. Aubert propose de les grouper, à ce point de vue, en trois catégories : celles qui ne s'accompagnent d'aucune irritation cuta-

(1) P. Aubert. *Modifications subies par la sécrétion de la sueur dans les maladies de la peau. Annales de dermatologie*, 1878.

née, et celles où cette irritation existe à un degré variable, depuis la simple hypérémie, jusqu'aux exsudations et productions diverses.

1. Parmi les affections non irritatives, les modifications ont fait défaut, et la sécrétion sudorale des régions malades a été trouvée semblable à celle des régions saines, dans : le nœvus pigmentaire, le vitiligo, la pelade, les éphélides, le tatouage ancien. L'hypersécrétion a été constatée dans le nœvus pileux saillant, et M. Aubert l'attribue à l'hypertrophie et à l'hypérémie probables des éléments glandulaires ; dans le nœvus en tache vineuse, où elle était moins abondante que dans le cas précédent. Quant à l'ichthyose, la sécrétion sudorale y présente trois états différents ; diminution notable du nombre des glandes capables de sécréter, irrégularité de la disposition de ces glandes, hypersécrétion probablement supplémentaire de quelques régions moins profondément atteintes. Les glandes saines se montrent d'autant plus rares, les empreintes sont d'autant plus espacées, que l'examen porte sur une région plus malade.

2. Parmi les affections *hypérémiques* les modifications ont été nulles dans l'urticaire, la roséole syphilitique, la roséole copahique, l'érythème arsénical, au moins au début. Les zones hypérémiques qui entourent les lésions osseuses, les abcès profonds, les fistules, présentent une hypersécrétion notable ; de plus, dans ces zones hypérémiques, la sécrétion paraît peu modifiée par les variations extérieures de la température.

3. Le troisième groupe comprend les affections cutanées s'accompagnant à des degrés divers d'exsudation ou d'hemorrhagie. Dans le prurigo lichénoïde généralisé, le nombre des glandes capables de sécréter n'était pas tout à fait normal, mais il atteignait et même dépassait dans les points les plus malades, les deux tiers du nombre normal. La sécrétion, dans le seul cas observé, était tarie au niveau des taches de purpura, et conservée dans les petit espaces sains intermédiaires. Elle est également tarie et d'une façon constante à toutes les périodes du psoriasis ; mais, après la guérison, elle se rétablit, au point qu'on ne peut distinguer les empreintes prises dans les régions malades de celles prises dans les régions saines. L'arrêt de la sécrétion est complet dans l'érysipèle ; ce n'est

qu'après deux semaines que quelques glandes isolées commencent à sécréter de nouveau. L'herpès simple, l'herpès zoster, arrêtent momentanément la sécrétion. Le pemphigus et l'eczéma la suppriment; à mesure que l'eczéma guérit, on voit un nombre de glandes de plus en plus considérable recouvrer leurs fonctions. La sécrétion momentanément tarie reparaît avec une rapidité variable dans l'impetigo, l'ecthyma, les pustules de la gale, l'herpès circiné. Elle est définitivement abolie dans les lésions profondes du favus, le lupus, les syphilides et scrofulides tuberculeuses, les cicatrices dans leurs parties centrales, quelle qu'en soit l'origine.

On peut, avec M. Aubert, résumer ainsi l'ensemble des faits observés : la série des anomalies pigmentaires ne produisent aucune modification de la sécrétion sudorale; l'hypérémie superficielle et profonde, mais sans inflammation de la peau, produit l'hypersécrétion; l'hypérémie superficielle laisse la sécrétion normale; les affections irritatives et inflammatoires les plus diverses entraînent toutes la suppression, au moins passagère, de la sécrétion sudorale.

Ce nouveau procédé d'exploration peut-être appliqué dans beaucoup d'autres conditions normales ou pathologiques; il peut servir à étudier la distribution des glandes sudoripares dans les diverses régions du tégument, à rechercher les troubles des sécrétions de la peau dans un grand nombre d'états morbides.

Pour ce qui est des affections cutanées, le procédé a déjà donné de très-beaux résultats. M. Aubert a bien voulu me communiquer un certain nombre des empreintes qu'il a recueillies; la comparaison de ces figures, qui sont d'une grande netteté, est tout à fait démonstrative.

TABLE DES MATIERES

Paris. — Typ. Tolmer et Cie, 3, rue de Madame

www.ingramcontent.com/pod-product-compliance
Ingram Content Group UK Ltd.
Pitfield, Milton Keynes, MK11 3LW, UK
UKHW021044230726
13926UKWH00004B/1648